Zora Gienger
Gesund werden mit Yoga

Zora Gienger

Gesund werden mit Yoga

Einfache Übungen
zur Aktivierung der Selbstheilungskräfte

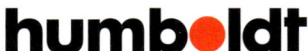

Bibliografische Information der Deutschen Nationalbibliothek

Die Deutsche Nationalbibliothek verzeichnet diese Publikation in der Deutschen Nationalbibliografie; detaillierte bibliografische Daten sind im Internet über http://dnb.ddb.de abrufbar.

ISBN 978-3-86910-302-0

Die Autorin: Zora Gienger ist Yoga- und Reikilehrerin sowie ausgebildete Heilerin. Sie arbeitet in ihrem eigenen Studio „Vivabel – Yoga, Tanz, Inspirationen" in Ostfildern bei Stuttgart und bietet unterschiedliche Yoga-Kurse für Schwangere und Nicht-Schwangere an. Ihr Schwerpunkt liegt unter anderem auch auf der Betreuung von Kinderwunschpatienten und Frauen nach Krebserkrankungen, die mit Hilfe von Yoga zu mehr Ruhe, Gelassenheit und Lebensfreude finden. Außerdem leitet sie die Gesundheitssprechstunde in der Frauenarztpraxis ihres Mannes. Sie ist Mutter von drei eigenen und zwei Stiefkindern.

Fotos: S 7 und 116 ShoTiMo (Regina Kante)/Pixelio.de, S. 10 Medienprojekte München (Castelli/Steinberger, München), Illustrationen S. 20–23 Medienprojekte München (Christian Hilt), S. 23 Medienprojekte München (Dominik Parzinger, München), S. 24 kunstart.net/Pixelio.de, S. 11 und 113 Medienprojekte München (Susanne Kracke, München), S. 118 DAK, Rickers. Alle anderen Aufnahmen: Gerd Heidorn, Oy-Mittelberg.

© 2009 humboldt.
Ein Imprint der Schlüterschen Verlagsgesellschaft mbH & Co. KG,
Hans-Böckler-Allee 7, 30173 Hannover
www.schluetersche.de
www.humboldt.de

Covergestaltung: DSP Zeitgeist GmbH, Ettlingen
Coverfoto: Kurhan/Shutterstock
Innengestaltung: akuSatz Andrea Kunkel, Stuttgart
Satz: MedienProjekte München
Druck: Grafisches Centrum Cuno GmbH & Co. KG, Calbe

Hergestellt in Deutschland
Gedruckt auf Papier aus nachhaltiger Forstwirtschaft.

Inhalt

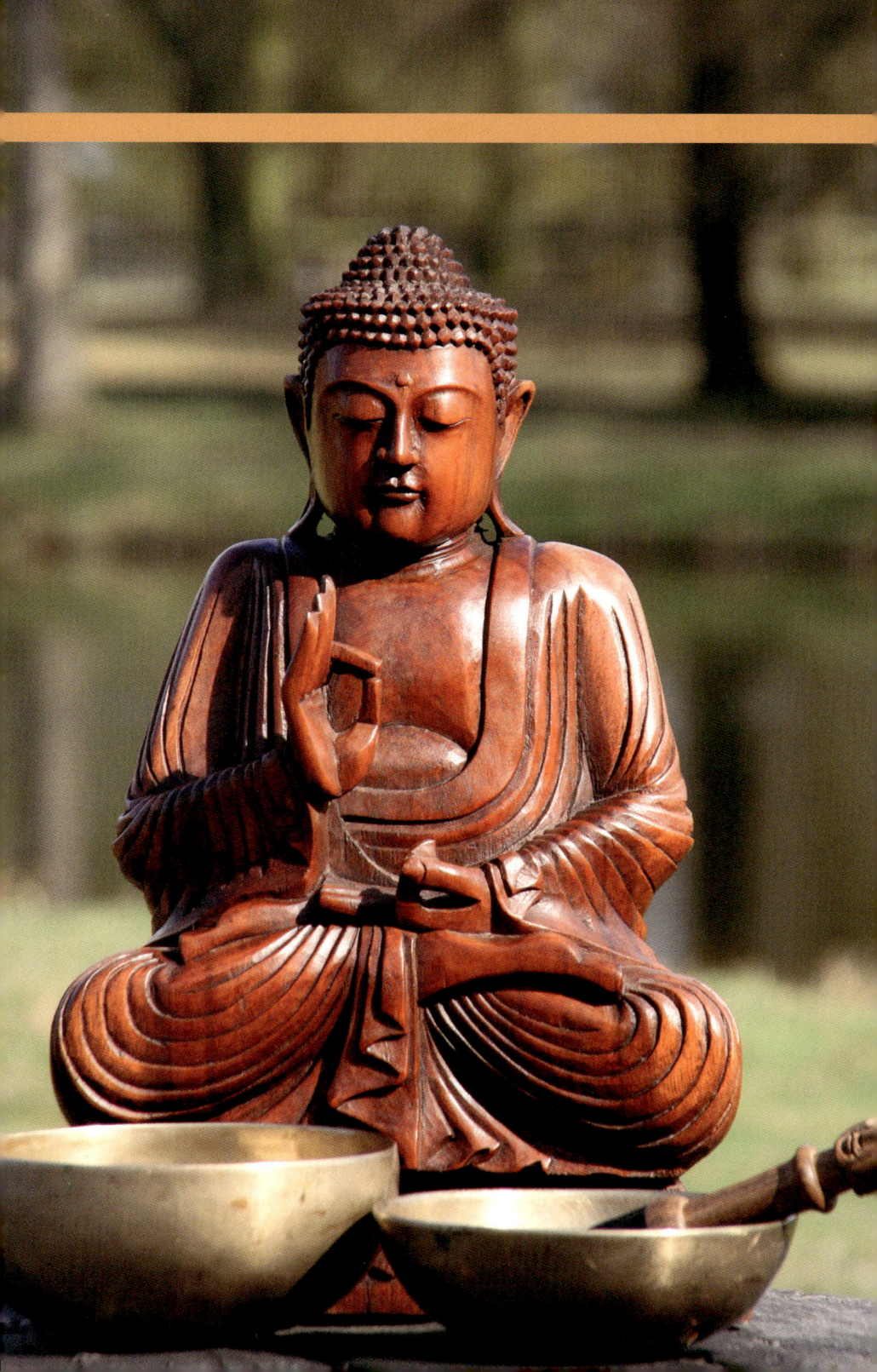

Vorwort

Ein gesundes und harmonisches Leben

Schon seit vielen Jahren unterrichte ich Yoga. So finden bei mir Yoga-Kurse und Einzelsitzungen zur Entspannung, aber auch zur Vitalisierung und zur Vorbereitung auf die Entbindung statt. Immer mehr Menschen wünschen sich einen pragmatischen Yoga-Weg, der auf einfache und dennoch wirksame Art und Weise in ihren Alltag integriert werden kann, der anwenderfreundlich auch für westliche Anfänger ist und der Leib und Seele erfrischt. So entwickelte ich nach und nach aus den klassischen Yoga-Formen ein Unterrichtskonzept, das jeder ausführen kann und das dennoch alle Vorteile des Yoga enthält.

Yoga soll Freude bereiten, aber auch vorbeugen bei lästigen Alltagsbeschwerden. Es soll den Körper sanft, geschmeidig und beweglich machen, Stress abbauen, Entspannung schenken und gleichzeitig dafür sorgen, dass der Übende gesund und vital bleibt. Ich persönlich liebe Yoga, denn ich führe ein sehr vielseitiges und manchmal auch sehr anstrengendes Leben, das ich ohne meine täglichen Yoga-Übungen gar nicht bewältigen könnte.

Da mein Mann niedergelassener Frauenarzt ist, betreue ich nicht nur Kursteilnehmer, sondern biete Yoga auch für Frauen in allen Lebenslagen an, denn Yoga hilft bei vielen psychosomatischen Beschwerden, seien sie bedingt durch die Wechseljahre oder durch Zyklusstörungen. Aber auch während einer Kinderwunschbehandlung und in der Schwangerschaft hilft Yoga.

Für mich persönlich ist Yoga pure Erholung. Yoga macht mich wieder munter, wenn ich müde und erschöpft bin. Yoga beruhigt mich, wenn ich Stress und Ärger ausgesetzt bin. Yoga sorgt dafür, dass ich mich nach Krankheiten schneller wieder erhole. Yoga lindert Beschwerden, die ohne das tägliche Yoga-Üben unerträglich wären.

Yoga hilft mir, meinen Körper zu formen, ihn grazil und geschmeidig zu machen und körperliche Verspannungen zu lösen, wenn ich mal wieder zu lange sitzen musste, um Bücher zu schreiben.

Ohne Yoga könnte ich meinen vielen Jobs als Mutter einer Großfamilie, Autorin und Therapeutin gar nicht gerecht werden. Das Unterrichten und das Praktizieren von Yoga ist für mich persönlich ein Jungbrunnen, den ich nicht mehr missen möchte. Deshalb führe ich neben meinen zahlreichen Tätigkeiten ein kleines Yoga-Studio, in dem ich selbst und viele meiner Kursteilnehmer und Patienten wieder Kraft tanken können. Yoga ist aus diesem Grund für mich die beste Regeneration und Erholung im Alltag, die ich kenne.

Ich freue mich sehr, Ihnen meine allerschönsten und besten Übungen vorstellen zu dürfen, und lade Sie mit diesem Buch herzlich ein, sich Gutes zu tun, um sich mit Leib und Seele wieder wohlzufühlen.

Viel Freude beim Üben wünscht Ihnen

Ihre Zora Gienger

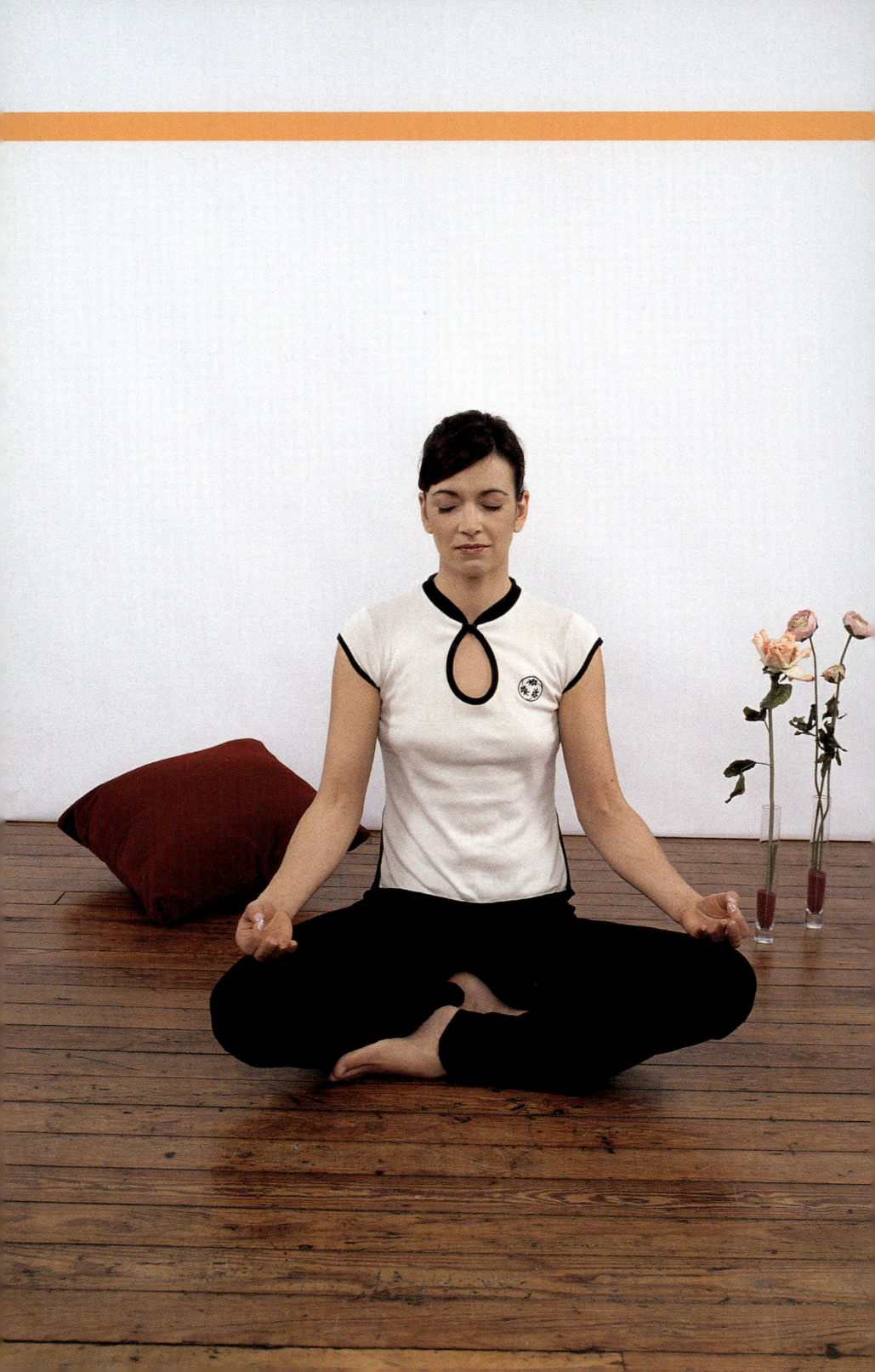

Persönliches Wohlbefinden für jeden

Mit Yoga entscheiden Sie sich ganz bewusst für ein sanftes, effektives und wirkungsvolles Übungsprogramm für Leib und Seele.

Jeder kann Yoga!

Viele Menschen, die zum ersten Mal in meine Kurse kommen, sind sich nicht sicher, ob sie dem Training gewachsen sind. Durch zahlreiche Abbildungen gefährlich anmutender Yoga-Verrenkungen abgeschreckt, trauen sie sich nicht an Yoga heran.

Doch ich kann Sie beruhigen! Yoga ist für alle da! Jeder Mensch kann Yoga ausführen. Die komplizierten Yoga-Stellungen bleiben dabei jenen vorbehalten, die über sehr viele Jahre hinweg Yoga praktiziert haben und deren Körper durch das regelmäßige Training sehr beweglich geworden sind.

Seien Sie gewiss, dass Yoga ein sehr sanfter Weg ist, an den Sie ganz individuell herangeführt werden und der Ihnen Freude bereiten soll. Sie werden deshalb in diesem Buch ausschließlich Übungen vorfinden, die Sie in aller Ruhe ausführen können und die Sie – falls Vorerkrankungen oder Beschwerden bestehen sollten – so variieren können, dass Sie sie ohne Schwierigkeiten mitmachen können.

Und sollte dennoch einmal die eine oder andere Übung vorkommen, mit der Sie nicht so ganz zurechtkommen, dann lassen Sie sie einfach weg oder versuchen Sie, diese Übung zu einem späteren Zeitpunkt wieder aufzugreifen, wenn Ihr Körper sich an das regelmäßige Üben gewöhnt hat.

Im Vordergrund jedes Yoga-Trainings sollte stets das persönliche Wohlbefinden stehen! Und genau mit dieser Intention starten Sie die Übungen.

Was ist Yoga?

Yoga entstand vor vielen tausend Jahren in Indien und ist eine Lebensphilosophie, die Körper, Geist und Seele in Balance bringt. Die Lehre vom Leben, von Gesundheit und Harmonie auf allen Ebenen entwickelte sich durch die Beobachtungen in der Natur. So entstand ein ganzheitliches Konzept aus körperlichen Übungen und Stellungen, aber auch an Lebensregeln und philosophischen Betrachtungen.

Ziel war und ist, den Menschen wieder mit sich selbst in Einklang und mit seiner Umwelt ins Gleichgewicht zu bringen. Durch Bewusstheit, Aufmerksamkeit und Achtsamkeit im Umgang mit sich selbst und den Bedürfnissen der Mitmenschen wurde auf allen Ebenen Harmonie angestrebt.

So bedeutet das Wort Yoga eine Art universelle Verbundenheit, sodass körperliche, seelische und geistige Aspekte im Leben wieder in Balance gebracht werden können. Dieser Ausgleich bildet das Fundament für Gesundheit, Vitalität, Ausstrahlung und Gleichgewicht. Im Zustand der Harmonie kann der Mensch dann ganz in seiner Mitte sein und den Herausforderungen des Lebens besser standhalten.

Wörtlich übersetzt heißt Yoga „etwas unter ein Joch schirren". So werden Leib und Seele, aber auch Denken, Fühlen und Handeln in Einklang gebracht. Ebenso bedeutet dieses „Vereinen", dass sich der

Mensch als Teil der Natur begreift und seine Natürlichkeit auszuleben bereit ist.

In der westlichen Welt ist Yoga vor allem für seine harmonischen Körperübungen bekannt, das Hatha-Yoga, das über das körperliche Üben dafür sorgt, dass das Leben in seiner ganzen Bandbreite erlebt werden kann.

Gesundheit, Glück und Zufriedenheit kann jeder nur in sich selbst finden. Das ist die Erkenntnis des Yoga. So schenkt das Yoga-Üben die nötige Energie und Bewusstheit, um dem Alltag kraftvoll entgegenzutreten und zu mehr persönlichem Wohlbefinden zu gelangen. Yoga ist deshalb weitaus mehr als nur Gymnastik, die den Körper trainiert.

Ursprünglich ist Yoga ein Geisteszustand der inneren und äußeren Harmonie und Ruhe – ein Leben im Hier und Jetzt, das gekennzeichnet ist von Konzentration, Aufmerksamkeit, Achtsamkeit, Bewusstheit und Klarheit.

Und während der Körper die Yoga-Übungen ausführt, lernt der Mensch, Verantwortung für sein Denken, Fühlen und Handeln zu übernehmen. Er erhält die Möglichkeit, alles loszulassen, was ihn stresst und krank macht, und sich dem Wohlbefinden zuzuwenden. Er lernt aber auch, innere Stärke zu entwickeln, sich dem Fluss des Lebens anzuvertrauen und seine innere Einstellung zum Leben stets neu zu definieren.

So erfährt der Übende Schritt für Schritt Lebensfreude, Harmonie und Energie für all seine täglichen Aufgaben.

Wirkungsbereiche des Yoga

Wer sich für Yoga entscheidet, wird sanft und effektiv an ein gesundes Training herangeführt, das nicht nur dem Leib, sondern auch der Seele gut tut. Hauptziel des Yoga ist ein harmonischer Ausgleich aller Lebensaspekte und ein bewusstes Wahrnehmen des eigenen Selbst und der Umwelt.

Der wichtigste Weg dahin ist das regelmäßige Üben, sodass mit der Zeit Leib und Seele profitieren. Yoga wirkt also ganzheitlich, das heißt auf allen Ebenen, auch wenn Sie „nur" körperliche Übungen ausführen.

Wirkung auf den Körper

- macht den Körper beweglich und geschmeidig
- dehnt und aktiviert sanft die Muskulatur
- schult die Koordination
- lindert und löst körperliche Verspannungen, sowie körperliche Beschwerden
- aktiviert den gesamten Stoffwechsel
- aktiviert das Herz-Kreislauf-System
- beugt weiteren Verspannungen vor
- verbessert die Durchblutung
- verbessert und vertieft die Atmung
- beruhigt das Nervensystem
- verbessert den Schlaf
- harmonisiert hormonelle Vorgänge
- lindert Schmerzen
- wirkt verjüngend und unterstützt Diäten

- hilft bei körperlichem Stressabbau
- unterstützt das Immunsystem
- verbessert den allgemeinen Gesundheitszustand und die Widerstandskraft
- beeinflusst alle Körperfunktionen auf positive Art und Weise und schenkt mehr Lebensenergie

Wirkung auf die Seele und das Gefühlsleben

- sorgt für innere Ruhe und Gelassenheit
- hilft beim seelischen Stressabbau
- lindert seelische Schmerzen
- harmonisiert das Gefühlsleben
- schenkt seelisches Wohlbefinden
- lindert depressive Verstimmungen
- hilft beim Verarbeiten von Ärger, Wut, Trauer und Groll
- hilft, sich selbst zu akzeptieren und zu lieben
- hilft, fürsorglich mit sich selbst und seinen Mitmenschen umzugehen
- schenkt inneren Frieden

Wirkung auf geistige Vorgänge

- fördert die Konzentration
- fördert die Wahrnehmungsfähigkeit
- schult die Sinne
- wirkt sich positiv auf die Lernleistung aus
- sorgt für neue neuronale Verknüpfungen im Gehirn
- lässt die Gedankenflut zur Ruhe kommen, stoppt das Grübeln
- regt die eigene Kreativität an
- gibt schöpferische Impulse beim Verarbeiten von Krisen

Yoga als Weg des Wohlbefindens

Viele Beschwerden entstehen, weil sich krankmachende Gewohnheiten im Leben eingeschlichen haben oder weil der Alltag so stressig ist, dass sich Leib und Seele nicht mehr regenerieren können. Yoga setzt deshalb mit seinem sanften Übungsprogramm einen Gegenpol zu Stress und schlechten Gewohnheiten.

Sie werden spüren, wie wunderbar erholsam und dennoch aktivierend Yoga sein kann, und wie Sie durch das Üben auf den lebensbejahenden Weg des Wohlbefindens gebracht werden. Neben den Übungen, dem Hatha-Yoga mit seinen Stellungen, den Asanas, hält Yoga einige wichtige Lebensregeln bereit, die Ihnen helfen, sich konstruktiv mit sich selbst auseinanderzusetzen. Wie Leitlinien führen diese Regeln den Menschen wieder hin zu Wohlbefinden, zu Gesundheit und Vitalität.

Yoga ist nicht dogmatisch, und Yoga ist auch keine Religion. Deshalb sind diese Leitlinien lediglich Hinweise, die Ihnen beratend und begleitend im Leben zur Seite stehen und Ihnen Ihren Alltag erleichtern.

Im Überblick: die acht Yoga-Leitgedanken

1. Yama

Yama bedeutet, sich selbst und die Umwelt positiv zu betrachten und sich entsprechend zu verhalten. Dazu gehören Einfühlungsvermögen,

Mitgefühl, innere Disziplin und Verantwortungsbewusstsein. Das Gegenteil von Yama wäre ein triebhaftes, gieriges Leben, das keine Grenzen kennt und sich selbst sowie anderen dadurch Schaden zufügt. Rücksicht, Höflichkeit, Toleranz, Ehrlichkeit und Wahrhaftigkeit gehören ebenso zu diesem Verhalten wie das Loslassen von allem, was einen krank macht und einengt. Yama bedeutet aber auch, sich nicht allzu sehr an Materielles zu klammern und sich nicht abhängig von weltlichen Besitztümern zu machen.

2. Niyama

Niyama ist der Umgang mit sich selbst. Dazu gehört die Pflege des Körpers ebenso wie die innere Einstellung zum Leben und das Überprüfen und Harmonisieren seines Gefühlslebens. Der Mensch sollte stets um Harmonie und Ausgleich bemüht sein, um in seiner Mitte zu bleiben, gesund zu sein und sich rundherum wohl zu fühlen. Selbsterkenntnis, Disziplin, Achtsamkeit und Ausdauer gehören ebenso zu den Tugenden von Niyama wie innere Gelassenheit und Ruhe sowie eine Art Hingabe ans Leben und an all seine Herausforderungen.

3. Asanas

Asanas sind die körperlichen Stellungen im Yoga, die während des Yoga-Übens ausgeführt werden und die mit Sorgfalt, Achtsamkeit, Bewusstheit und Aufmerksamkeit trainiert werden sollen. Während des Übens sollte der Übende Ruhe, Zeit und Muße haben und von nichts abgelenkt werden. Jedes Üben bedarf der inneren Entschlossenheit, sich auf den Weg zu machen und es sich wert zu sein. Dazu ist es aber auch nötig, sich die Zeit für sich selbst zuzugestehen, sie sich zu nehmen und sich dann nicht von Lärmquellen, Stress und Hektik vom Üben abhalten zu lassen.

4. Pranayama

Pranayama ist die Kontrolle über die Lebensenergie, die im Yoga Prana genannt wird und die wir auch als Chi aus der chinesischen Medizin kennen. Hauptquelle unserer Lebensenergie ist unser Atem. Deshalb sind die Atemübungen dem Pranayama zugeordnet und stellen einen wichtigen Übungsaspekt des Yoga dar. Durch bewusstes und tiefes Atmen kann der Übende dazu beitragen, die Energie im Körper zu erhöhen und somit Verspannungen und Blockaden zu lösen und das persönliche Wohlbefinden optimal zur Entfaltung zu bringen. Richtiges und bewusstes Atmen trägt dazu bei, Leib und Seele gesund zu halten und Beschwerden zu lindern.

5. Pratyahara

Pratyahara bedeutet, seine Sinne zurückzunehmen und konsequent auszuwählen, welchen Sinneseindrücken man sich aussetzen will. Diese bewusste Steuerung verhindert, dass eine Flut von Eindrücken auf den Menschen einstürmt, die kaum bewältigt werden kann, die Stress verursacht und auf Dauer krank macht. Stattdessen fördert Pratyahara den Genuss einzelner, ausgewählter Sinneseindrücke, die dann mit Liebe und Hingabe verinnerlicht werden können. So schotten Sie sich von äußeren Unruhequellen ab und schützen Leib und Seele.

6. Dharana

Dharana kennzeichnet die Fähigkeit, sich konzentrieren zu können. Sie bringen während der Konzentration Ihre Sinne auf einen Punkt und fokussieren entsprechend. Während der Meditation, aber auch während der Asana-Praxis konzentrieren Sie sich ganz bewusst auf das innere Geschehen oder auf die körperliche Ausführung der Übung. Auf diese Weise beruhigen Sie Ihren Geist und lernen, konzentrierte

Bewusstseinszustände über einen längeren Zeitraum aufrechtzuerhalten, ohne dabei zu ermüden oder sich anzustrengen.

7. Dhyana

Dhyana ist die Kunst der Meditation. Ihre Gedanken kommen zur Ruhe. Sie werden ganz eins mit sich selbst und dem Gegenstand der Meditation. So erleben Sie, wenn Sie über einen längeren Zeitraum hinweg regelmäßig meditieren, inneren Frieden, Hingabe und Liebe. Und Sie erfahren sich selbst als Teil der Schöpfung. Während der Meditationspraxis können Sie spüren, wie alles mit allem verbunden ist. Aus diesem Erlebnis erwächst Ihnen innere Stärke.

8. Samadhi

Dies ist ein Gefühl der Verschmelzung und Erleuchtung. Auf Ihrem Weg durchs Leben und mithilfe der Yoga-Praxis erfahren Sie besonders tiefe Einsichten, was sowohl Sie selbst als auch das Leben betrifft. Dies schenkt Ihnen Selbstvertrauen und gibt Ihnen Rückhalt für Krisen und Krankheiten. Sie erkennen allmählich, dass wir alle Teil eines großen Ganzen sind und dass alles im Leben irgendwie einen Sinn hat, auch wenn wir Menschen dies nicht immer mit unserem Verstand erfassen und begreifen können. Dankbarkeit und ein kleines Stück Seligkeit sind die Gaben dieser Erkenntnis.

Chakren und ihre Bedeutung

Im Yoga ist immer wieder die Reden von verschiedenen Chakren. Dieser Begriff stammt aus dem Sanskrit und bedeutet so viel wie „Wirbel" oder „Rad". Damit sind energetische Vitalitäts- und Kraftzentren gemeint, die das menschliche elektromagnetische Feld umgeben und die auf den menschlichen Körper einwirken und körperliche Funktionen unterstützen. Sie werden anatomisch am Körper lokalisiert und aus der klassischen ayurvedischen Gesundheitslehre heraus in sieben Haupt-Chakren eingeteilt.

Das Praktizieren der Yoga-Übungen sorgt dafür, dass alle energetischen Vitalitätszentren optimal einsatzbereit sind und die Gesundheit des Menschen unterstützen. Die sieben Haupt-Chakren lassen sich wie folgt skizzieren:

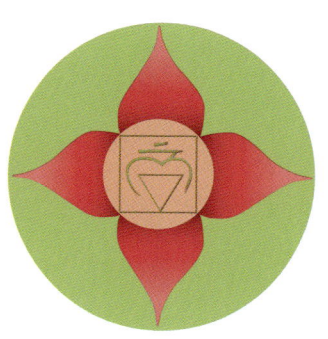

1. Wurzel-Chakra

Dieses Chakra befindet sich zwischen Steißbein und Beckenboden und umfasst den gesamten Dammbereich zwischen den Beinen. Es beeinflusst die Funktionen des Beckenbodens, des Dickdarms, des Enddarms, der Knochen, des Steißbeins, der Beine und der Füße. Vitalitätsstörungen in diesem Bereich führen oftmals zu Darmproblemen, Verstopfung, Ischiasbeschwerden, Knochenerkrankungen, Blutarmut, Kreuzschmerzen, Beckenbodenschwäche und Inkontinenz, Krampfadern, Blasen- und Nierenproblemen und Prostataleiden.

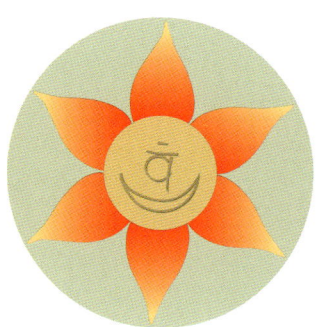

2. Sexual-Chakra (auch Sakral-Chakra)

Dieses Chakra befindet sich sowohl auf der Körperrückseite in der Kreuzbeingegend als auch nach vorn gerichtet im Bereich der Geschlechtsorgane, oberhalb des Schambeins.

Es beeinflusst den gesamten Beckenraum mit den Geschlechts- und Unterleibsorganen, das Kreuzbein, Nieren und Blase sowie den Blutkreislauf. Körperliche Störungen zeigen sich mit Menstruationsbeschwerden, Prostataerkrankungen, Harnwegsinfektionen, Impotenz und Frigidität, Unfruchtbarkeit und Erkrankungen von Blut und Lymphe.

3. Solarplexus-Chakra

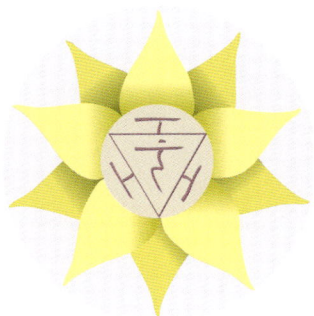

Dieses Chakra befindet sich direkt oberhalb des Nabels und zwischen dem ersten Lendenwirbel und dem zwölften Brustwirbel und beeinflusst die Bauchspeicheldrüse, Magen, Gallenblase, Leber, Milz, Dünndarm, Bauchhöhle und vegetatives Nervensystem. Körperliche Störungen verursachen Magenbeschwerden, Erkrankungen von Leber, Milz und Bauchspeicheldrüse, Verdauungsstörungen, Rückenschmerzen im Lendenwirbelbereich, Nervenerkrankungen, Diabetes, Übergewicht und Arthritis.

4. Herz-Chakra

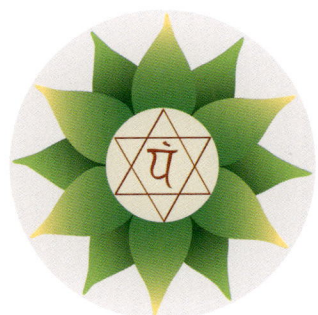

Dieses Chakra befindet sich in Herzhöhe in der Mitte der Brust am Brustbein entlang und an der Brustwirbelsäule auf dem Rücken. Es beeinflusst Herz, Lunge, Kreislauf, Blut, Haut, Hände, Arme, die obere Rückenpartie, den Brustkorb und die Bronchien. Störungen äußern sich mit Herz-Kreislauf-Beschwerden, Blutdruckproblemen, Lungenerkrankungen,

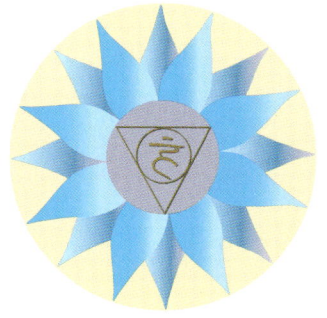

Allergien, Erkältungen, Rückenschmerzen im Brustwirbelbereich und Schulterschmerzen.

5. Hals-Chakra (auch Kehl-Chakra)

Dieses Chakra befindet sich im Kehlkopfbereich und direkt über der Halswirbelsäule. Es beeinflusst Hals, Kiefer, Kehlkopf, Speiseröhre, Atmung, Stimme, Halswirbelsäule, Nacken und Schultern und das Gehör. Störungen zeigen sich mit Halsschmerzen, Mandelentzündungen, Zahn- und Zahnfleischerkrankungen, Beschwerden im Bereich der Halswirbelsäule, Nacken- und Schulternschmerzen, Schilddrüsenproblemen, Sprachstörungen und Problemen rund ums Ohr.

6. Stirn-Chakra (auch drittes Auge genannt)

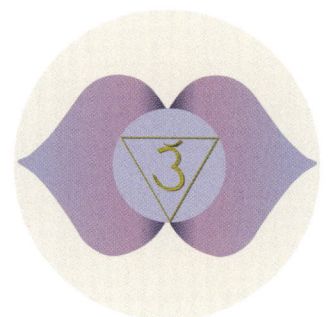

Dieses Chakra befindet sich zwischen den Augenbrauen bis hinauf zur Mitte der Stirn und entsprechend am Hinterkopf. Es beeinflusst das Gesicht, das Kleinhirn, Augen, Ohren, Nasen, Nebenhöhlen, das Hormon- und das Nervensystem. Störungen zeigen sich mit Kopfschmerzen, Gehirnerkrankungen, Augenleiden, Sehschwäche, Hörschwäche, Nebenhöhlenentzündungen und Erkrankungen des Nervensystems.

7. Scheitel-Chakra
(auch Kronen-Chakra)

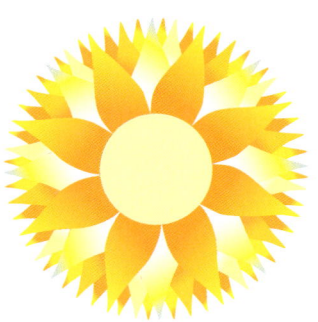

Dieses Chakra befindet sich in der Mitte des Schädeldachs, am Scheitelpunkt des Kopfes. Es beeinflusst das Mittelhirn, die Augen und zum Teil auch den gesamten Organismus. Störungen zeigen sich mit chronischen Kopfschmerzen und Migräne, Nervenleiden, Lähmungen, Krebserkrankungen, multipler Sklerose, chronischen Erkrankungen und Geisteskrankheiten.

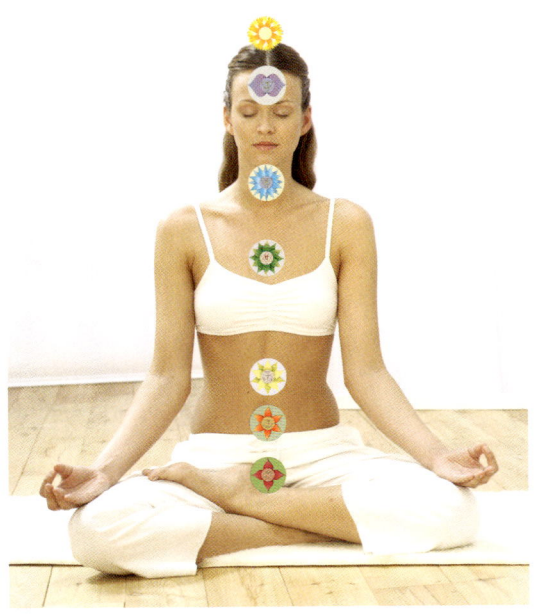

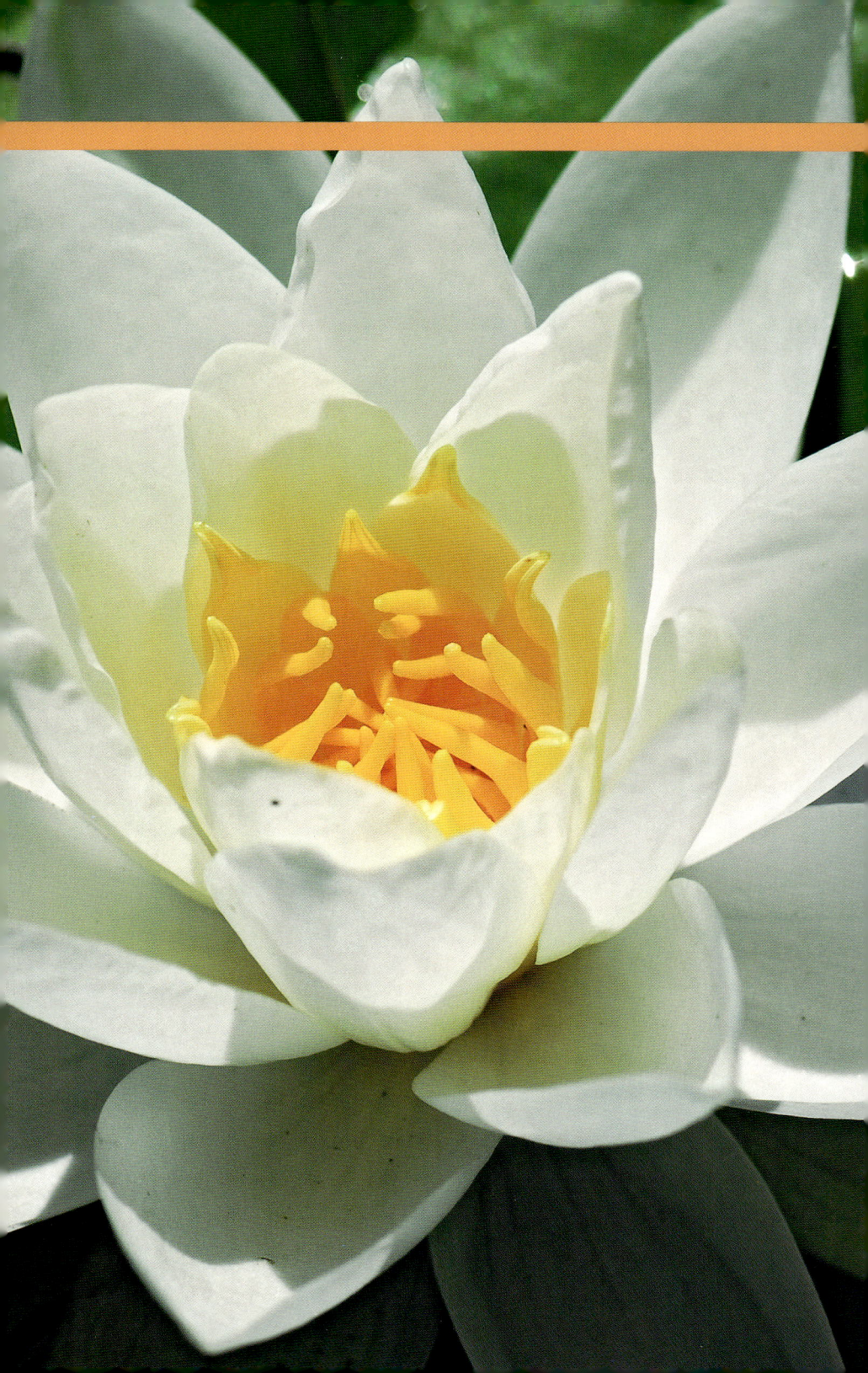

Yoga-Übungen für Gesundheit und Lebensfreude

Nun kann es losgehen mit Übungen, die Balsam für Leib und Seele sind! Effektive, sanfte und wirksame Übungen aktivieren, vitalisieren, entspannen und beruhigen Körper, Geist und Seele und fördern Ihre Gesundheit.

Yoga-Übungsprogramm

Das Yoga-Übungsprogramm ist so konzipiert, dass Sie es jederzeit ausführen können. Es ist an keine Altersstufe gebunden und erfordert keine Vorkenntnisse.

Sie müssen weder sehr beweglich noch überaus fit sein, um Yoga ausführen zu können. Auch bei akuten Beschwerden können Übungen praktiziert werden. Bitte fragen Sie dennoch Ihren Arzt, wenn Sie unter Vorerkrankungen leiden.

Sie absolvieren Ihr Yoga-Programm ganz individuell und führen die Übungen so aus, wie Sie können. Zum Kennenlernen empfiehlt es sich, das gesamte Übungsprogramm einmal auszuprobieren, um sich mit den Übungen vertraut zu machen. Danach stellen Sie sich Ihr eigenes Übungsprogramm aus Ihren Lieblingsübungen zusammen oder suchen nach den Übungen, die Sie im Augenblick am meisten benötigen.

Beginnen Sie bitte immer mit mindestens drei Übungen aus der Aufwärmphase. Danach bleibt die Auswahl Ihnen überlassen.

Wenn möglich, sollten Sie jeden Tag mindestens zehn Minuten üben, um sich die Übungen „einzuverleiben" und regelmäßig Fortschritte zu erzielen. Der Erfolg von Yoga und seine effektive Wirksamkeit liegen vor allem im regelmäßigen Training. Ansonsten versuchen Sie, das Training wenigstens zweimal in der Woche auszuführen, dann aber mindestens jeweils eine halbe Stunde lang.

Beginnen Sie langsam und behutsam mit dem Üben und führen Sie die Übungen ganz im Yoga-Stil aus, also mit Bewusstheit, mit Achtsamkeit und Aufmerksamkeit. Yoga stellt keinerlei Leistungsansprüche an Sie! Bitte dehnen Sie deshalb nur so, wie es Ihnen im Augenblick möglich ist. Die Übung darf zwar spürbar sein, sollte aber niemals Schmerzen verursachen. Sollte Ihnen etwas unangenehm sein, unterbrechen Sie das Üben.

||| **MERKE:**

Dieses Yoga-Konzept ist so angelegt, dass es auf die Bedürfnisse des modernen westlichen Menschen zugeschnitten ist. Da sehr viele Menschen in sitzenden Berufen tätig sind, kaum über Beweglichkeit verfügen und unter entsprechenden Schmerzen vor allem im Bereich der Wirbelsäule leiden, verfügt das moderne Yoga über zahlreiche dynamische Übungen, die sich mit klassischen Haltungen abwechseln. So entsteht ein Übungsprogramm, das auf sanfte Weise Beschwerden lindert, ohne neue Probleme und Schwierigkeiten aufzubauen.

Vorschläge für ein sinnvolles Training:

- Wer müde und erschöpft ist und zur Ruhe kommen möchte, kann nach der Aufwärmphase gleich zu den sanften Grundübungen übergehen. Die Grundübungen zeichnen sich durch einfache, dynamische und beruhigende Übungsfolgen aus, die in jeder Lebenslage ausgeführt werden können – auch auf einem Stuhl sitzend.
- Wer schnell Kraft und Energie benötigt, absolviert dreimal hintereinander nach dem Aufwärmtraining den Sonnengruß (s. Seite 56).
- Alle anderen Übungen bringen den Körper in Schwung, machen beweglich und geschmeidig und aktivieren die Muskulatur. Aus jedem Teilbereich sollten Sie sich mindestens zwei Übungen heraussuchen, sobald Sie die Aufwärmphase absolviert haben.
- Die Atemübungen werden am Schluss der Übungseinheit aufgegriffen. Sie runden das Training ab und sorgen für inneren Frieden und unbeschwerte Freude.
- Die Meditation können Sie ganz an den Schluss der Übungseinheit setzen, müssen Sie aber nicht. Sie ist ein eigener Part, der auch unabhängig vom körperlichen Üben angewandt werden kann.
- Wenn Sie viel Zeit haben oder mit Freunden gemeinsam üben wollen, dann empfiehlt es sich, nach der Aufwärmphase chronologisch fortzufahren und mit der Meditation zu enden.

Bitte außerdem beachten:

- Langsam und behutsam üben.
- Bei Schmerzen die Übung abbrechen!
- Nur so weit dehnen, wie es möglich ist.
- Eine Stellung nur so lange halten, wie sie angenehm ist.
- Wenn eine Übung nicht machbar ist, dann lassen Sie sie weg und versuchen Sie sie zu einem späteren Zeitpunkt wieder.

- Feste Trainingszeiten erleichtern das Üben.
- Am frühen Morgen oder am frühen Abend wirken die Übungen besonders intensiv.
- Nach 21 Uhr sollten Sie nicht mehr trainieren, wenn Sie am nächsten Tag früh aufstehen müssen, da viele Übungen aktivierend und energetisierend wirken und Sie sich danach zu wach fühlen, um schon schlafen zu können.
- Wenn möglich, sollten Sie jeden Tag mindestens zehn Minuten aktiv üben.
- Ansonsten ist es empfehlenswert, wenn Sie mindestens zweimal die Woche eine halbe Stunde lang trainieren.
- Wer gar keine Zeit hat, der übt dann, wann er kann! Bloß keine Schuldgefühle aufkommen lassen!
- Zeit zum Meditieren können Sie sich immer und überall nehmen.
- Mit einem vollen Magen oder total ausgehungert sollten Sie auf keinen Fall trainieren. Die letzte große Mahlzeit sollte mindestens drei Stunden zurückliegen, der letzte kleine Imbiss mindestens eine Stunde.
- Suchen Sie vor dem Training noch die Toilette auf.
- Versuchen Sie bitte nicht, die Übungen so schnell wie möglich hinter sich zu bringen. Yoga ist Genuss für alle Sinne und dient Ihrer Lebensfreude!
- Verbinden Sie alle Übungen mit Ihrem Atemfluss. Vor allem die dynamischen Übungen werden von Ihrem ganz persönlichen Atemrhythmus geleitet.
- Im Winter und bei nasskalter Witterung sind Ihre Muskeln steifer. Achten Sie deshalb bitte immer darauf, das Yoga-Aufwärmprogramm zu absolvieren, bevor Sie mit den anderen Übungen starten.
- Trinken Sie nach dem Üben genügend Wasser oder Tee!

Ein schöner Übungsplatz für alle Sinne

Bevor Sie mit den Übungen starten, sollten Sie sich einen gemütlichen Übungsplatz einrichten. Gut ist es, wenn Sie eine Yoga-Matte oder eine andere Matte besitzen oder eine dicke, flauschige Decke haben, auf der Sie die Übungen ausführen können. Sie benötigen zum Üben bequeme Kleidung und warme Socken. Turnschuhe sind nicht erforderlich, sie behindern sogar das Üben. Sollten Sie einen Parkettboden oder Fliesen haben, müssen Sie unbedingt darauf achten, einen sicheren Stand zu haben. Ansonsten könnte es sein, dass Sie mit Ihrer Decke wegrutschen, wenn Sie Übungen im Stehen ausführen. Stellen Sie sich dann bitte lieber barfuss auf den Boden.

Für manche Übungen benötigen Sie einige Utensilien, die Sie aber ganz bestimmt in Ihrem Haushalt haben.

Bitte beachten:
- Stellen Sie sämtliche Lärmquellen ab. Dazu gehören das Telefon, das Handy, die Türglocke und andere technische Geräte, die Geräusche machen können.
- Geben Sie Ihren Familienmitgliedern Bescheid, dass Sie jetzt Zeit und Ruhe zum Üben benötigen.
- Der Raum, in dem Sie die Yoga-Übungen ausführen, sollte angenehm warm sein. Bei Kälte besteht die Gefahr, dass Sie sich verkrampfen oder dass Sie bei einer „ungeschickten" Bewegung Beschwerden bekommen, weil der Bewegungsapparat empfindlich auf Kälte reagiert.
- Ihr Raum sollte dennoch vorher gut gelüftet sein.

- Sanfte, beschwingte oder beruhigende Musik kann Sie jederzeit während der Übungen begleiten. Sie sollte allerdings nur im Hintergrund erklingen und Ihnen gut tun. Wenn Sie es lieber ganz still haben möchten, dann ist das auch in Ordnung.
- Wenn Sie möchten, dann richten Sie sich Ihren Übungsplatz liebevoll her. Zum Dekorieren empfehlen sich zum Beispiel schöne Steine, eine Kerze, eine Buddha-Statue, frische Blumen, eine kleine Klangschale oder ein anderer lieb gewonnener Gegenstand.
- Achten Sie auf einen sicheren Platz, wenn Sie eine Kerze anzünden!
- Salzkristalllampen oder andere Lampen mit einem weichen Licht zaubern eine heimelige Atmosphäre.
- Lassen Sie Ihre Yoga-Matte und das liebevoll gestaltete Drumherum zu Ihrem ganz persönlichen Tempel werden, der Ihnen Ruhe, Geborgenheit und Vitalität schenkt.

Gesundheitliche Probleme abklären lassen

Bitte konsultieren Sie unbedingt Ihren Arzt, wenn Sie an einer Grunderkrankung leiden. Prinzipiell können alle Übungen jederzeit ausgeführt werden. Besondere Hinweise erhalten Sie direkt bei der Übungsbeschreibung.

Bitte beachten:

- Wer ein Rückenleiden hat, der vermeidet grundsätzlich alle starken Rückwärtsbewegungen mit Hohlkreuz. Die Übungen werden stattdessen sanfter und dynamischer ausgeführt (wie in diesem Buch genau beschrieben).

- Wenn Sie an einer Herzerkrankung, Bluthochdruck, Ohrenproblemen oder vielleicht auch an einer Netzhautablösung leiden, dann sollten Sie stets alle Überkopfbewegungen und Übungen vermeiden, bei denen der Kopf über eine längere Zeit hinweg nach unten hängt.

- Arthritis-Patienten nehmen Kissen zu Hilfe und wechseln die Sitzpositionen häufiger. Ist eine Stellung nicht machbar, dann wird sie weggelassen.

- Dynamische Rückwärtsbewegungen, die im Wechsel mit Vorwärtsbewegungen ausgeführt werden, sind hingegen förderlich für einen gesunden Rücken.

- Während der Menstruation sollten Sie es auf jeden Fall langsamer angehen!

- Bei Bluthochdruck ist die Feueratmung zu vermeiden.

- Trainieren Sie in keinem Fall bei Fieber, starkem Durchfall oder Erbrechen.

- Lassen Sie Ihrem Körper Zeit, sich langsam an das regelmäßige Training zu gewöhnen. Anfangs werden Sie sich noch steif und ungelenk vorkommen. Das ist ganz normal und legt sich mit der Zeit.

- Vermeiden Sie auch zu viel Ehrgeiz!

Ihr Körper wird mit einer verbesserten Beweglichkeit und Geschmeidigkeit reagieren, Ihnen Ausstrahlung verleihen und Ihre natürliche Schönheit unterstreichen.

Aufwärmphase

Zur Aufwärmphase gehören Yoga-Übungen, die den Kreislauf aktivieren und die Muskulatur erwärmen, sodass die Yoga-Praxis anschließend ganz leicht geht. Die Übungen sind so konzipiert, dass sie alle im Stehen ausgeführt werden.

Sie sollten sich für Ihre ganz persönliche Aufwärmphase jedes Mal wenigstens vier Übungen heraussuchen. Dies müssen nicht immer dieselben Übungen sein.

Die Aufwärmübungen bringen Sie ganz mühelos in einen schwebenden, dynamischen Zustand. Flowing wird dieser Bewegungsablauf genannt. Führen Sie deshalb die Übungen ganz leicht und beschwingt aus, völlig ohne Anstrengung und Ehrgeiz. Versuchen Sie dabei, einen eigenen Rhythmus zu finden, der sich mit Ihrem Atemrhythmus deckt.

Es ist also ganz wichtig, dass Sie tief und kräftig ein- und ausatmen. Atmen Sie dabei so, wie es für Sie am besten ist, auch wenn im klassischen Yoga stets durch die Nase ein- und ausgeatmet wird. Für westliche Menschen ist es manchmal einfacher, durch die Nase ein- und durch den Mund auszuatmen. Oder Sie atmen ganz durch den Mund, wenn Sie leicht erkältet sind oder unter einem allergischen Schnupfen leiden.

Alle Aufwärmübungen eignen sich auch als alleinige Übungen zum Vitalisieren. Ob morgens zum Wachwerden, in der Mittagspause im Büro oder nach einem anstrengenden Arbeitstag – die Aufwärmphase schenkt Energie und hilft vor allem dann, wenn Sie lange und viel sitzen müssen.

1. Sonne und Mond

So wird's gemacht:

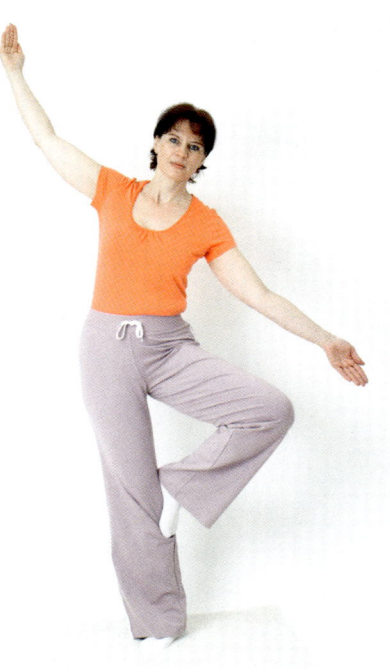

- Stellen Sie sich aufrecht hin; die Füße etwa um Schulterbreite auseinander.
- Atmen Sie ein und strecken Sie den rechten Arm gerade nach oben über den Kopf. Gleichzeitig strecken Sie den linken Arm gerade zur Seite, aber nicht rechtwinklig, sondern ein wenig tiefer. Das linke Bein winkeln Sie dabei an und legen die Fußsohle seitlich ans Knie.
- Atmen Sie aus, und wechseln Sie komplett die Seite.
- Jetzt wird der linke Arm gerade nach oben über den Kopf gestreckt, der rechte Arm gerade zur Seite und das rechte Bein seitlich am Knie angewinkelt.
- Wechseln Sie nun dynamisch ohne Pause die Seiten. Folgen Sie dabei Ihrem Atemrhythmus.
- Wenn Sie zu einer beschwingten Musik üben, können Sie sich dem Rhythmus der Musik anpassen. Ihr Atemfluss sollte sich dann aber ebenso anpassen.
- Führen Sie diese Übung mindestens 30 Sekunden lang ganz ruhig aus.
- Danach schütteln Sie Ihren Körper leicht aus und lassen die Arme kurz nach vorn baumeln.

Wirkung der Übung:

- Aktivierung des Kreislaufs und Muskelerwärmung
- Förderung des Koordinationsvermögens
- Förderung des Gleichgewichtssinns
- Stressabbau, Energetisierung und Vitalisierung
- Aktivierung des Zellstoffwechsels

2. Herzöffnung

So wird's gemacht:

- Stellen Sie sich aufrecht hin; die Füße etwa um Schulterbreite auseinander. Legen Sie die Hände übereinander in die Mitte des Brustbeins über das Herz-Chakra (s. Seite 21). Gehen Sie leicht in die Knie. Es ist egal, welche Hand oben liegt.

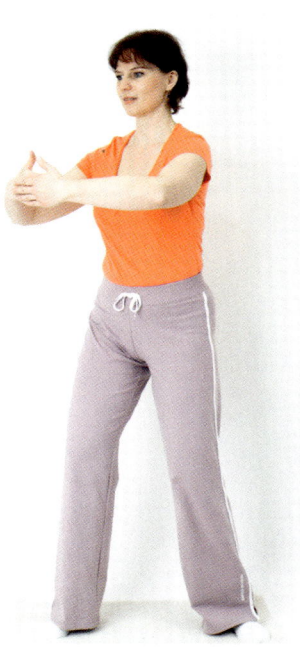

- Führen Sie während einer Einatmungsphase beide Arme mit den zusammengelegten Händen kreisförmig von sich weg und wieder auf sich zu. Die Hände nach diesem beschriebenen Kreis wieder auf das Herz-Chakra legen.
- Während der Ausatmungsphase wird der Kreis in die andere Richtung startend ausgeführt.
- Die Übung ganz dynamisch und fließend ausführen.
- Ein- und Ausatmung wechseln sich ab, ebenso die kreisförmige Führung der Arme.

- Während der Übung geben Sie immer ein wenig in den Knien nach, sodass der Bewegungsfluss ganz harmonisch sein kann.
- Führen Sie die Übung mindestens 30 Sekunden lang aus.
- Dann schütteln Sie den Körper und die Arme leicht aus.

Wirkung der Übung:
- Kreislaufaktivierung und Muskelerwärmung
- Entspannung und Entlastung der Rückenmuskulatur
- Abbau von Stoffwechselabfallprodukten
- Aktivierung des Zellstoffwechsels

3. Himmel und Erde

So wird's gemacht:

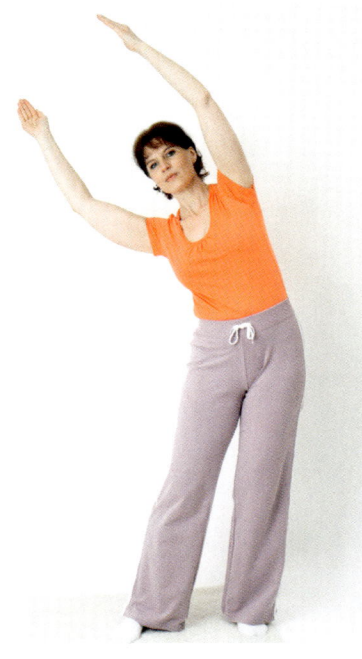

- Stellen Sie sich aufrecht hin; die Füße etwa um Schulterbreite auseinander.
- Strecken Sie beide Arme auf der rechten Seite schräg am Kopf vorbei nach oben.
- Atmen Sie ein.
- Während der Ausatmung führen Sie die Arme vorn am Körper herunter, bis sie schräg nach unten in Richtung des linken Fußknöchels zeigen.
- Dann atmen Sie wieder ein und führen die Arme wieder schräg nach oben zur rechten Seite über den Kopf.

- Beim Ausatmen führen Sie die Arme wieder nach links unten.
- Wiederholen Sie diese Bewegung in schnellem, fließendem Wechsel, sodass der Rhythmus zu Ihrer Atmung passt.
- Führen Sie diese Bewegung mindestens 30 Sekunden lang aus.
- Dann wechseln Sie die Seite. Nun werden die Arme nach links oben und rechts unten im Wechsel geführt. Auch diese Bewegung führen Sie mindestens 30 Sekunden lang aus.

Wirkung der Übung:
- Kreislaufaktivierung und Muskelerwärmung
- Taillenformung

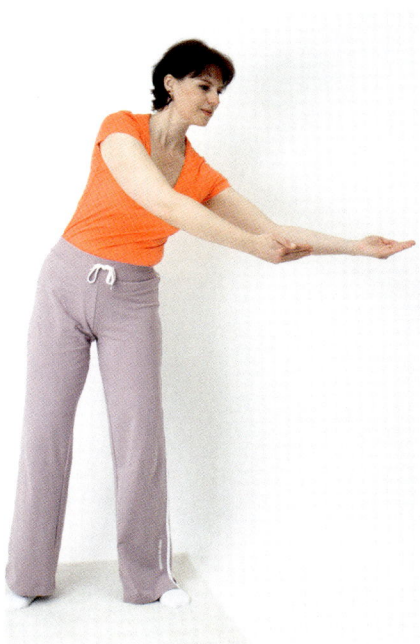

- Aktivierung des Zellstoffwechsels
- Durchblutung und Erwärmung des gesamten Körpers, Massage der inneren Organe

4. Wasser und Wind
So wird's gemacht:
- Stellen Sie sich aufrecht hin; die Füße etwa um Schulterbreite auseinander.
- Atmen Sie ein, strecken Sie die Arme leicht angewinkelt am Körper vorbei auf die rechte Seite. Die Hände sind dabei geöffnet, die Handflächen zeigen nach oben.
- Drehen Sie den Oberkörper ebenso leicht nach rechts, sodass Sie Ihren Armen hinterhersehen können.

- Atmen Sie nun kräftig aus und führen Sie die Arme im Bogen vor dem Körper vorbei auf die linke Körperseite. Gehen Sie dabei leicht in die Knie und federn Sie die Bewegung ab.
- Während der nächsten Einatmung führen Sie die Arme wieder zurück auf die rechte Körperseite. Wieder federn Sie ab.
- So wechseln Sie im eigenen Atemrhythmus dynamisch fließend die Körperseiten.
- Führen Sie die Übung mindestens 30 Sekunden lang aus.

Wirkung der Übung:
- Kreislaufaktivierung und Muskelerwärmung
- Aktivierung des Zellstoffwechsels
- Taillentraining

5. Schwingendes Lächeln
So wird's gemacht:
- Stellen Sie sich aufrecht hin; die Füße etwa um Schulterbreite auseinander.
- Führen Sie beide Handflächen vor dem Körper zusammen, bis sie sich treffen und berühren.
- Die Hände führen Sie nun in die Höhe Ihres Hals-Chakras (s. Seite 22) im Abstand von ca. 30 Zentimetern vom Körper entfernt.
- Wippen Sie nun im schnellen Wechsel wie ein Uhrenpendel mit dem Oberkörper und den zusam-

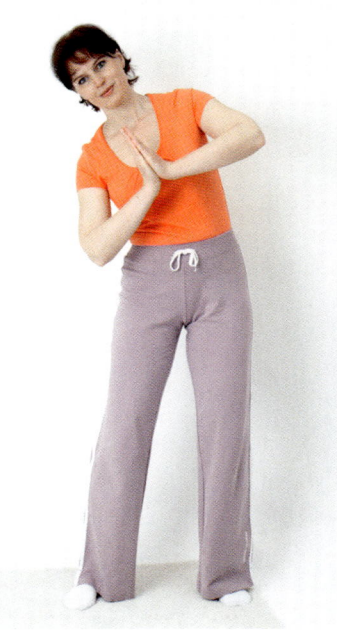

mengelegten Händen von rechts nach links. Sie beugen sich also kurz auf die rechte Körperseite und dann gleich wieder auf die linke Körperseite.

- Ihr Atemrhythmus umfasst dieses Mal mehrere Oberkörperbeugungen. Zählen Sie innerlich auf vier während der Einatmung und wippen Sie dabei viermal hin und her. Beim Ausatmen wippen Sie wieder viermal hin und her.
- Führen Sie die gesamte Übung mindestens 30 Sekunden lang dynamisch und fließend aus. Die Handflächen bleiben dabei immer zusammen. Lächeln Sie!

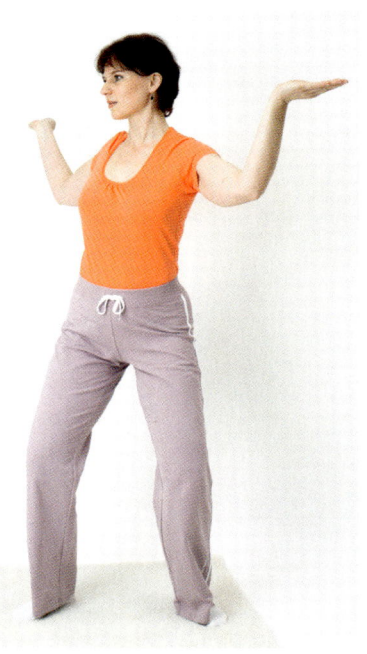

Wirkung der Übung:

- Kreislaufaktivierung und Muskelerwärmung
- Seitendehnung und Taillenformung
- Aktivierung des Zellstoffwechsels

6. Tempeldrehung
So wird's gemacht:

- Stellen Sie sich aufrecht hin; die Füße etwa um Schulterbreite auseinander.
- Strecken Sie beide Arme rechts und links vom Körper weg – zunächst geradeaus in Schulterhöhe.
- Winkeln Sie nun die Arme in den Ellenbogen an, sodass die Hände nach oben zeigen.

- Jetzt winkeln Sie noch die Hände an, sodass die Handflächen nach oben zeigen. Sie sehen ein wenig aus wie eine Tempeltänzerin.
- Und nun atmen Sie kräftig aus und drehen den gesamten Oberkörper mit den Armen, sodass Sie über die rechte Schulter schauen können.
- Gehen Sie dabei ein wenig in die Knie und federn Sie Ihr Gewicht ab. Ihre Füße drehen Sie ebenfalls. Der linke Fuß kann sogar ein wenig vom Boden angehoben werden.
- Beim Einatmen drehen Sie sich mit Schwung um die eigene Achse ganz auf die linke Seite, sodass Sie über die linke Schulter schauen können.
- Führen Sie nun die gesamte Übung dynamisch und schwungvoll aus; mindestens 30 Sekunden lang.
- Dann schütteln Sie die Arme und lassen den Oberkörper für einige Sekunden lang nach vorn hängen.

Wirkung der Übung:
- Kreislaufaktivierung und Muskelerwärmung
- Taillenformung
- Aktivierung der Rückenmuskulatur, vor allem im Schulterbereich
- Aktivierung des Zellstoffwechsels

7. Nachtsonne
So wird's gemacht:
- Stellen Sie sich aufrecht hin; die Füße etwa um Schulterbreite auseinander.
- Gehen Sie in die Knie und strecken Sie den rechten Arm gerade nach oben über den Kopf an der rechten Körperseite entlang. Die Handfläche zeigt dabei nach oben.

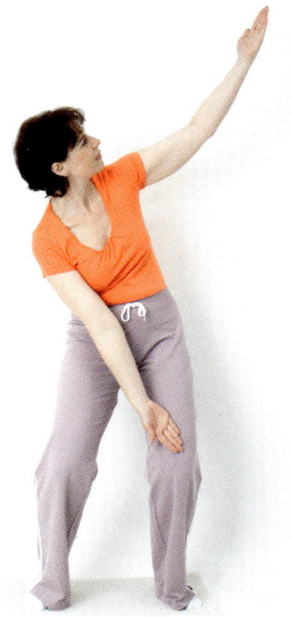

- Gleichzeitig strecken Sie den linken Arm aus und legen ihn auf das rechte Knie. Die Hand liegt dabei mit dem Handrücken auf dem Knie. Atmen Sie ein. Schauen Sie dem gestreckten Arm hinterher.
- Während der Ausatmung wechseln Sie die Position. Nun wird der linke Arm gerade nach oben zur linken Körperseite gestreckt. Die rechte Hand wird mit dem Handrücken auf das linke Knie gelegt. Schauen Sie dem gestreckten Arm hinterher.
- Wechseln Sie die Seiten mindestens alle 30 Sekunden.

Wirkung der Übung:
- Kreislaufaktivierung und Muskelerwärmung
- Massage der inneren Organe
- Seitendehnung
- Aktivierung des Zellstoffwechsels

8. Mondkuss
So wird's gemacht:
- Stellen Sie sich aufrecht hin; die Füße etwa um Schulterbreite auseinander.
- Überkreuzen Sie nun die Beine so, dass das rechte Bein vor das linke gestellt wird.

- Die Arme über Kopf auf die rechte Körperseite ausstrecken.
- Atmen Sie ein.
- Während der Ausatmung ziehen Sie die Arme in die Mitte vor Ihren Oberkörper und stellen die Beine wieder nebeneinander.
- Dann wechseln Sie die Seite schwungvoll.
- Atmen Sie ein, führen Sie die Arme auf die andere Körperseite und überkreuzen mit dem linken Bein vor dem Körper.
- Danach ziehen Sie während der Ausatmung die Arme wieder in die Mitte vor den Oberkörper und stellen die Beine nebeneinander.
- Im fließenden Wechsel führen Sie die gesamte Übung dynamisch mindestens 30 Sekunden lang aus.

Wirkung der Übung:
- Kreislaufaktivierung und Muskelerwärmung
- Seitendehnung und Dehnung des gesamten Körpers
- verbesserte Durchblutung
- verbesserter Abtransport von Stoffwechselabfallprodukten
- Massage der inneren Organe
- Koordinationstraining
- Linderung von Rückenbeschwerden
- Aktivierung des Zellstoffwechsels

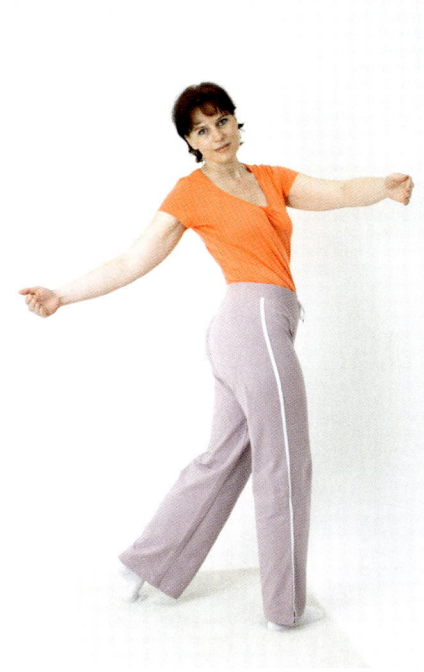

9. Wellenreiten

So wird's gemacht:

■ Stellen Sie sich aufrecht hin; die Füße etwa um Schulterbreite auseinander.

■ Stellen Sie sich vor, Sie würden sich im Meer befinden. Das Wasser geht Ihnen bis zur Taille, und Sie legen Ihre Arme auf die Wasseroberfläche. Die Arme werden also etwas vom Körper weggestreckt.

■ Drehen Sie nun schwungvoll mit der Ausatmung den gesamten Oberkörper so, dass Sie über die rechte Schulter schauen können. Die Füße drehen dabei leicht mit, der linke Fuß kann sogar angehoben werden.

■ Die Arme schwingen bei dieser Drehung locker mit. Sie schlenkern sozusagen um den Körper herum und bewegen dabei das imaginäre Meerwasser.

■ Während der Einatmung drehen Sie sich wieder nach vorn, um gleich bei der nächsten Ausatmung zur anderen Körperseite zu drehen, sodass Sie über die linke Schulter schauen können.

■ Führen Sie die gesamte Übung dynamisch in Ihrem eigenen Atemrhythmus aus; 30 Sekunden genügen dabei.

■ Bei dieser Übung können Sie richtig in Schwung kommen. Lassen Sie die Arme schlenkern und „fliegen".

Wirkung der Übung:

- Kreislaufaktivierung und Muskelerwärmung
- Abtransport von Stoffwechselabfallprodukten
- Taillenformung
- Linderung von Rückenbeschwerden
- Aktivierung des Zellstoffwechsels

10. Sternenkuss

So wird's gemacht:

- Stellen Sie sich aufrecht hin; die Füße etwa um Schulterbreite auseinander. Führen Sie den rechten Arm angewinkelt vor den Körper. Der Handrücken zeigt nach oben. Der Arm sieht aus wie ein Halbmond.

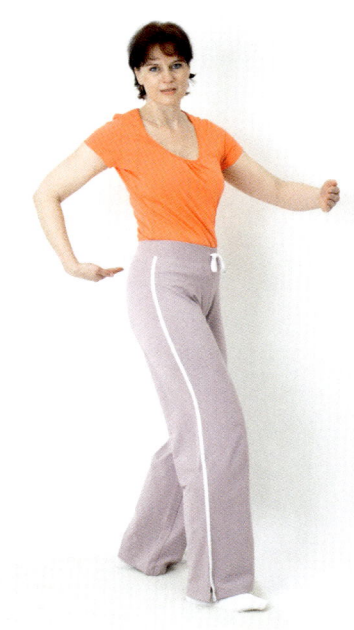

- Den linken Arm führen Sie in gleicher Stellung abwärts gebeugt hinter den Rücken. Die Handfläche zeigt nach oben, der Handrücken in Richtung Boden.
- Atmen Sie ein und drehen Sie den Oberkörper so, dass Sie über die rechte Schulter schauen. Dabei wechseln Sie die Arme. Der rechte Arm wird während der Drehbewegung nach hinten genommen mit der Hand nach unten. Der linke Arm wird nach vorn geführt mit der Hand nach oben zeigend. Die Arme bleiben angewinkelt.

- Dann schwingen Sie wieder zurück. Die Arme werden dabei immer gewechselt. Sie folgen Ihrem Atemfluss.
- Führen Sie die Übung schwungvoll und dynamisch fließend aus. Federn Sie in den Knien nach, wenn Sie möchten, sodass der gesamte Körper in Schwung kommt.
- Führen Sie die Übung mindestens 30 Sekunden lang aus.
- Dann schütteln Sie die Arme aus.

Wirkung der Übung:
- Kreislaufaktivierung und Muskelerwärmung
- Taillenformung
- Abtransport von Stoffwechselabfallprodukten
- Linderung von Rückenbeschwerden, insbesondere auch im Schulterbereich
- Aktivierung des Zellstoffwechsels

Grundübungen

Die Grundübungen sind alle sehr harmonisch und fließend. Es sind dynamische Übungen, die im Sitzen ausgeführt werden und Ihnen schon während der Ausführung innere Ruhe und Entspannung schenken. Zudem sorgen diese Übungen für Balance und Ausgeglichenheit. Im Vordergrund steht dabei der fließende Rhythmus zwischen Ein- und Ausatmung. Alle Grundübungen sind wie bewegte Meditationen und helfen Ihnen beim Abschalten und beim Stressabbau.

Bitte beachten:

Die Sitzhaltung ist prinzipiell der Schneidersitz, wenn nichts anderes angegeben ist. Sollte Ihnen diese Sitzhaltung Schwierigkeiten bereiten, so können Sie selbstverständlich auch die Beine ausstrecken. Manche Menschen benötigen eine kleine Unterstützung beim Sitzen auf dem Boden. Setzen Sie sich dann mit dem Gesäß auf den vorderen Teil eines Kissens oder rollen Sie sich ein Handtuch oder eine Decke zusammen, die Sie sich unter das Gesäß schieben.

1. Licht und Liebe
So wird's gemacht:

- Sie sitzen mit geradem Rücken auf dem Boden. Die Arme hängen an den Körperseiten bis auf den Boden herab. Die Handflächen zeigen nach oben.
- Schieben Sie nun die Arme ganz langsam während der Einatmung nach vorn am Boden entlang so weit, wie es für Sie angenehm ist.
- Dann heben Sie die beiden ausgestreckten Arme vom Boden hoch, führen sie während der gesamten Ausatmung auf sich zu und dann an den Körperseiten herab, bis sie wieder rechts und links auf dem Boden liegen.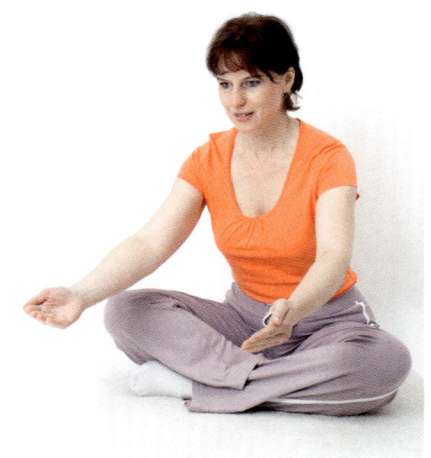
- Die nächste Runde kann nun beginnen: Wieder atmen Sie ein und schieben die Arme weit nach vorn, um sie während der Ausatmung wieder zu sich heranzuführen.
- Führen Sie diese Übung dynamisch fließend in Ihrem Atemrhythmus mindestens eine Minute lang aus.

Wirkung der Übung:
- Nervenberuhigung und Stressabbau
- Versorgung des Körpers mit Sauerstoff
- Aktivierung des Zellstoffwechsels
- Beweglichkeit im Lendenwirbelbereich
- Abbau von Rückenbeschwerden

2. Windblüten

So wird's gemacht:
- Sie sitzen mit geradem Rücken auf dem Boden und überkreuzen die Arme vor dem Körper.
- Beginnen Sie nun, mit dem gesamten Oberkörper aus dem Lendenwirbelbereich heraus in eine Richtung zu kreisen.

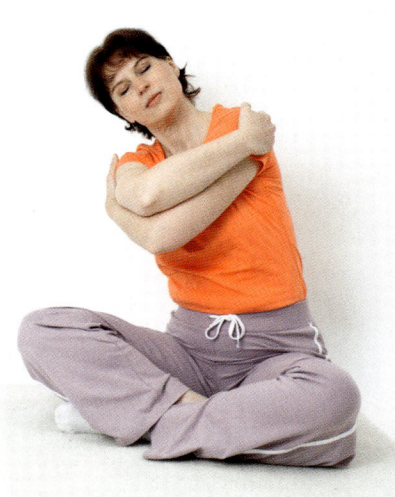

- Atmen Sie dabei während einer Umdrehung ein und während der nächsten Umdrehung wieder aus. Sie koppeln das rhythmische Kreisen also mit Ihrem Atemrhythmus.
- Schließen Sie die Augen, um sämtliche Reize auszuschalten.
- Lassen Sie die Umdrehungen dynamisch fließen und wechseln Sie nach etwa 30 Sekunden die Richtung.

Wirkung der Übung:
- Nervenberuhigung und Stressabbau

- Versorgung des Körpers mit Sauerstoff und Nährstoffen
- Linderung von Rückenschmerzen, vor allem im Kreuz- und Lendenwirbelbereich
- Kreativitätsförderung
- Aktivierung des Zellstoffwechsels

3. Gräser im Wind

So wird's gemacht:
- Sie sitzen mit geradem Rücken auf dem Boden.
- Stützen Sie sich mit der rechten Hand neben der rechten Körperseite am Boden auf.
- Strecken Sie den linken Arm gerade nach oben über Kopf.
- Atmen Sie aus und beugen Sie den Oberkörper nach rechts auf die rechte Körperseite.
- Machen Sie sich dabei besonders lang. Der Arm wird, so gut es geht, durchgestreckt.
- Dann atmen Sie ein, lösen die Position, richten den Oberkörper wieder auf und ziehen beide Arme zum Oberkörper in Richtung Bauch heran.
- Während der nächsten Ausatmung stützen Sie sich mit der linken Hand neben der linken Körperseite am Boden auf, strecken den rechten Arm nach oben und beu-

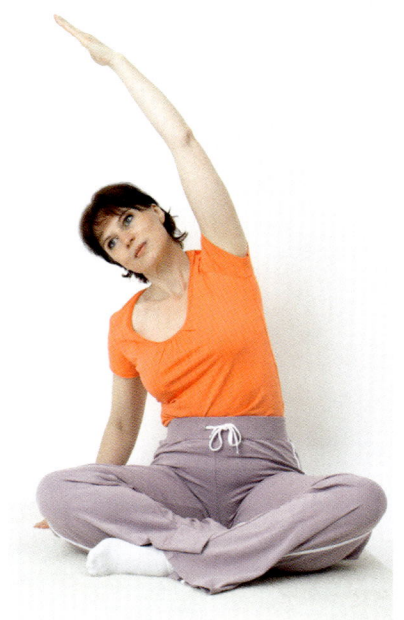

gen den Oberkörper mit dem gestreckten Arm zur linken Körperseite.

- Dann atmen Sie wieder ein und ziehen beide Arme zum Bauch hin.
- Führen Sie die Übung im fließenden Wechsel dynamisch im Rhythmus Ihres Atems etwa eine Minute lang aus.

Wirkung der Übung:

- Nervenberuhigung und Stressabbau
- Versorgung des Körpers mit Sauerstoff
- besserer Abtransport von Stoffwechselabfallprodukten
- Aktivierung des Zellstoffwechsels
- Taillenformung und Seitendehnung
- Entspannung und Dehnung der Rückenmuskeln

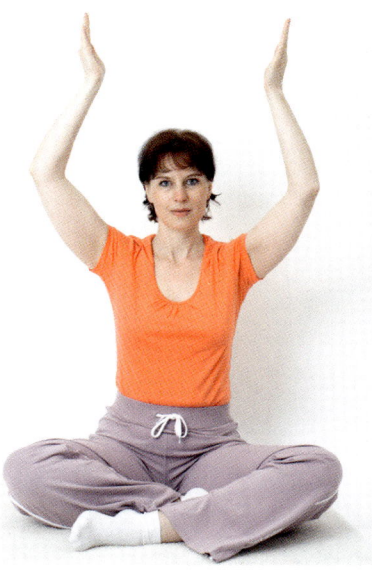

4. Herzensverbindung

So wird's gemacht:

- Sie sitzen mit geradem Rücken am Boden. Atmen Sie aus und führen Sie beide Handflächen vor dem Körper zusammen.
- Schieben Sie dann während der Einatmung die zusammengelegten Handflächen vor dem Körper gerade nach oben bis über den Kopf.
- Dann lösen Sie die Handflächen und führen die Arme bei der nächsten Ausatmung seitlich am Körper herunter, bis sich die Handflächen wieder vor dem Körper treffen.

- Dieser Kreis der Arme vor dem Körper wiederholt sich fließend im Rhythmus Ihres Atems.
- Führen Sie die Übung mindestes eine Minute lang aus.

Wirkung der Übung:
- Nervenberuhigung und Stressabbau
- Aktivierung des Zellstoffwechsels
- Dehnung der Rückenmuskeln und Linderung von Rückenbeschwerden
- Beweglichkeitsförderung im Schultergelenk und im ganzen Schulterbereich

5. Sonnensegel
So wird's gemacht:
- Sie sitzen aufrecht am Boden.
- Führen Sie beide Arme gerundet vor Ihren Oberkörper, bis sich die Hände an den Fingerspitzen ganz leicht berühren. Die Handflächen zeigen zu Ihnen hin. Es sieht aus, als würden Sie einen großen Korb halten.

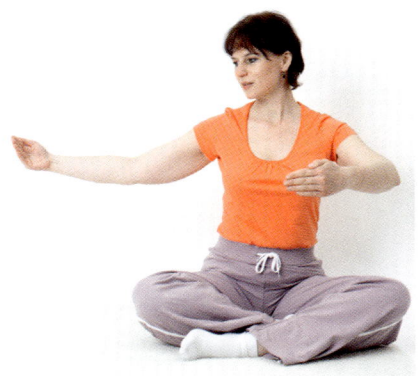

- Atmen Sie nun aus, und führen Sie den rechten Arm gestreckt zur rechten Körperseite.
- Drehen Sie dabei den Oberkörper, und schauen Sie der Hand des gestreckten Arms hinterher. Der linke Arm bleibt vor dem Oberkörper.

- Beim Einatmen führen Sie den ausgestreckten Arm wieder zurück zum anderen Arm, sodass sich die Fingerspitzen beider Hände wieder vor dem Körper berühren.
- Während der nächsten Ausatmung führen Sie nun den linken Arm vom Körper weg und strecken ihn zur linken Körperseite aus. Drehen Sie den Oberkörper dabei nach links.
- Beim Einatmen führen Sie den gestreckten Arm wieder in die Ausgangsposition vor den Körper.
- Führen Sie die Übung fließend und dynamisch im Rhythmus Ihres Atems etwa 30 Sekunden lang aus.

Wirkung der Übung:
- Nervenberuhigung und Stressabbau
- Aktivierung des Zellstoffwechsels
- Taillenformung
- Abbau von Rücken- und Nackenverspannungen

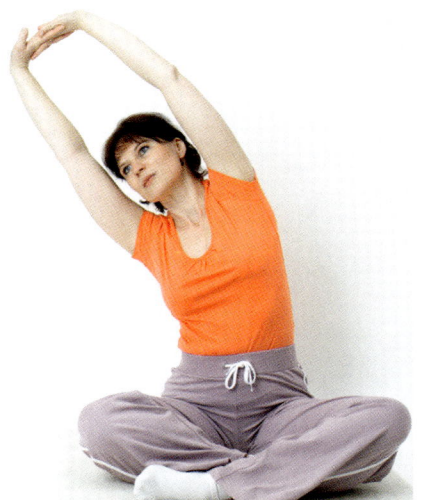

6. Birke
So wird's gemacht:
- Sie sitzen mit geradem Rücken auf dem Boden.
- Verschränken Sie vor dem Körper beide Hände wie zum Gebet. Die Finger werden dabei ineinander geschoben.
- Nun atmen Sie aus und führen die Arme mit den verschränken Händen weit über den Kopf.

- Strecken Sie die Arme weit nach oben und drehen Sie die Handflächen so, dass sie nach oben in Richtung Himmel oder Zimmerdecke zeigen.
- Den Kopf legen Sie leicht in den Nacken, um den Händen hinterherschauen zu können.
- Beugen Sie nun ganz leicht den Oberkörper nach rechts und wieder nach links wie ein Uhrenpendel. Die Arme bleiben dabei oben, der Kopf im Nacken.
- Atmen Sie dabei sanft und rhythmisch ein und aus und führen Sie die Übung mindestens zehn Sekunden lang aus.
- Dann senken Sie den Kopf leicht Richtung Brustbein, während die Arme noch oben bleiben, und wiederholen die Übung mit hängendem Kopf. Sie pendeln leicht nach rechts und nach links.
- Nach weiteren zehn Sekunden nehmen Sie die Arme herunter und schütteln sie leicht aus.

Wirkung der Übung:
- Nervenberuhigung und Stressabbau
- Aktivierung des Zellstoffwechsels
- Seitendehnung
- Nackendehnung
- Entlastung der Rückenmuskeln und des Schulterbereichs

7. Schlangenkraft
So wird's gemacht:
- Sie sitzen aufrecht auf dem Boden.
- Nun versuchen Sie, mit Ihrem Oberkörper Kreise zu beschreiben.
- Starten Sie, indem Sie sich leicht mit dem Oberkörper nach rechts beugen, dann mit rundem Rücken und Blick nach unten in den

Schoß hinein den Tiefpunkt des Kreises beschreiben und sich dann wieder über die linke Körperseite erheben und aufrichten.

- Ändern Sie anschließend die Richtung.
- Beim Aufrichten während der Übung atmen Sie ein, beim Absenken atmen Sie aus.
- Der andere Kreis verläuft dann anschließend nach vorn gerichtet.
- Sie beugen sich mit rundem Oberkörper nach vorn, machen sich ganz klein, um sich weiter zurückzulehnen und wieder mit rundem Rücken aufzurichten.
- Danach ändern Sie die Richtung.
- Beim Aufrichten atmen Sie ein, beim Absenken atmen Sie aus.
- Führen Sie die gesamte Übung mindestens eine Minute lang aus.

Wirkung der Übung:
- Nervenberuhigung und Stressabbau
- Aktivierung des Zellstoffwechsels
- Beweglichkeitsförderung der gesamten Wirbelsäule
- Linderung und Beseitigung von Rückenschmerzen und muskulären Verspannungen
- Taillenformung

8. Wüstenschiff
So wird's gemacht:
- Sie sitzen aufrecht auf dem Boden, die Arme liegen locker vor dem Körper.
- Atmen Sie ein und führen Sie die Arme gestreckt so weit hinter den Körper wie möglich. Dabei werden die Schultern ebenso zurückgenommen, die Brust wird nach vorn gestreckt. Das Brustbein hebt sich.

- Beim Ausatmen runden Sie den Rücken und führen die Arme gestreckt nach vorn. Auch die Schultern werden nach vorn genommen.
- Und beim nächsten Einatmen werden die Arme und Schultern wieder zurückgenommen.
- Führen Sie die Übung im fließenden Wechsel im Rhythmus Ihrer Atmung dynamisch mindestens eine Minute lang aus.

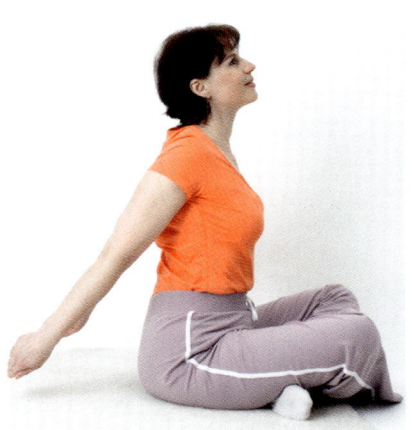

Wirkung der Übung:

- Nervenberuhigung und Stressabbau
- Aktivierung des Zellstoffwechsels
- Linderung von Rücken- und Schulterbeschwerden
- Beweglichkeitsförderung der Wirbelsäule
- Förderung der Lungen- und Atmungsfunktion

9. Sonnenblume

So wird's gemacht:

- Sie sitzen aufrecht auf dem Boden.
- Strecken Sie beide Arme rechts und links zu den Körperseiten hin aus, die Handflächen zeigen nach oben.
- Danach klappen Sie den rechten Arm um, sodass die Handfläche nach unten zeigt, und schieben die rechte Schulter ein wenig nach vorn.
- Wechseln Sie nun die Seite dynamisch fließend.

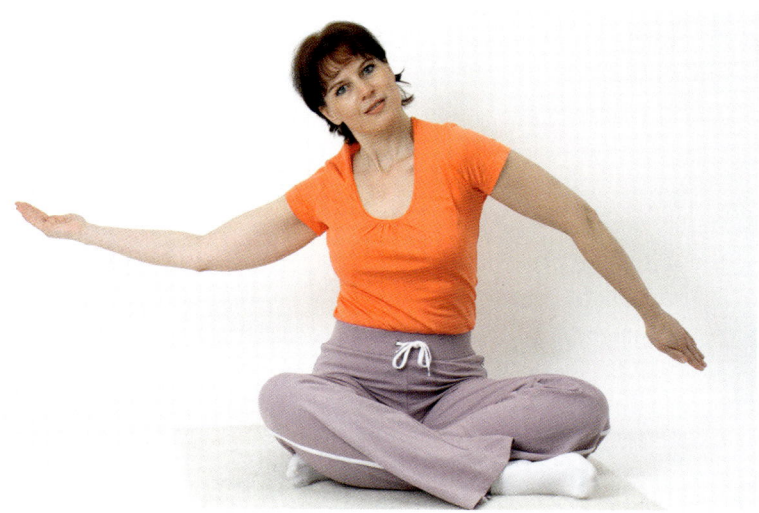

- Sie klappen also den linken Arm um und schieben die linke Schulter nach vorn, dann wieder den rechten Arm und so fort.
- Dabei wird der Oberkörper mitbewegt, sodass die Taille geformt und die Seiten des Oberkörpers mitgedehnt werden.
- Versuchen Sie, beim Umklappen immer auszuatmen.
- Sie atmen also aus, klappen dabei einen Arm um, atmen dann ein und klappen erst während der nächsten Ausatmung wieder den anderen Arm um.
- Führen Sie die Übung dynamisch fließend im Rhythmus Ihrer Atmung mindestens 30 Sekunden lang aus.

Wirkung der Übung:
- Nervenberuhigung und Stressabbau
- Aktivierung des Zellstoffwechsels
- Taillenformung und Seitendehnung

■ Linderung von Schulterbeschwerden und Beschwerden im Brustwirbelbereich

10. Schützender Segen

So wird's gemacht:

■ Sie sitzen aufrecht auf dem Boden.

■ Strecken Sie beide Arme rechts und links zu den Körperseiten hin aus, die Handflächen zeigen nach oben.

■ Atmen Sie ein und führen Sie beide Arme über den Kopf, bis sich die Handflächen treffen.

■ Dann drehen Sie die Handflächen um.

■ Sie atmen aus und führen die Arme wieder herab.

■ Drehen Sie die Handflächen um, sodass sie wieder nach oben zeigen. Führen Sie sie während der nächsten Einatmung wieder nach oben gestreckt über den Kopf.

■ Die gesamte Übung führen Sie dynamisch fließend in Ihrem eigenen Atemrhythmus mindestens 30 Sekunden lang aus.

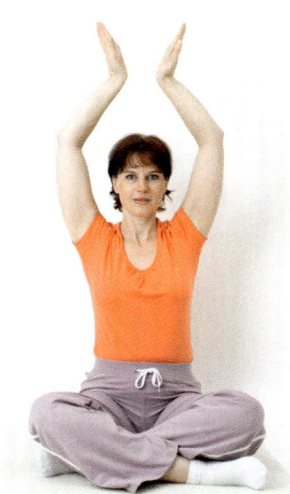

Wirkung der Übung:

■ Nervenberuhigung und Stressabbau

■ Aktivierung des Zellstoffwechsels

■ Taillenformung und Seitendehnung

■ Linderung von Schulterbeschwerden und Beschwerden im Brustwirbelbereich

Neuer Sonnengruß

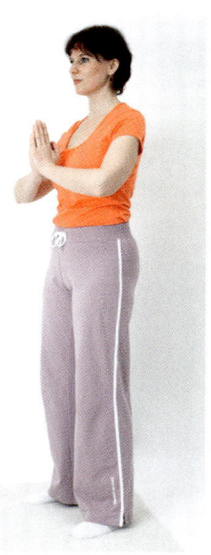

Während meiner zahlreichen Yoga-Übungsjahre habe ich immer wieder die Erfahrung gemacht, dass der klassische Sonnengruß für nahezu alle Yoga-Übenden sehr schwierig ist. Es sind wohl einige Jahre Yoga-Erfahrung oder sportliches Können nötig, um Freude am herkömmlichen Sonnengruß zu entwickeln.

Freude ist jedoch für den Erfolg bei dieser Übung sehr wichtig, denn sonst schleichen sich gravierende Fehler ein, die zu Beschwerden oder sogar Verletzungen führen können. Deshalb habe ich einen modernen und neuen Sonnengruß entwickelt, der von jedermann einfach ausgeführt werden kann und der der Wirkungsweise des klassischen Sonnengrußes in nichts nachsteht.

Der Sonnengruß ist eine flüssige Abfolge von Haltungen, die mit dem eigenen Atemrhythmus gekoppelt werden und ganz konsequent den Kreislauf in Gang bringen sowie den Körper dehnen, strecken und entspannen.

Der Sonnengruß ist also ein Kurztraining, um mal schnell zwischendurch etwas für sich zu tun.

So wird's gemacht:
- Sie stehen aufrecht und mit beiden Beinen in etwa Schulterbreite auf dem Boden.

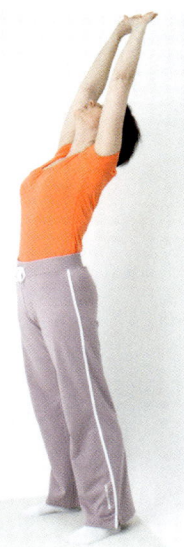 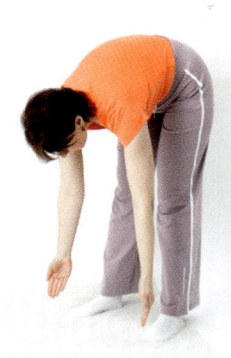 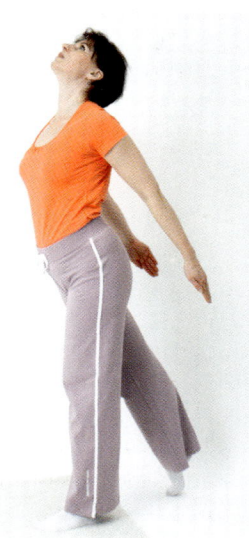

- Atmen Sie aus und führen Sie die Handflächen vor dem Oberkörper zusammen, bis sich diese berühren.
- Atmen Sie tief ein und strecken Sie beide Arme nach oben gerade über den Kopf. Die Hände berühren sich dabei. Machen Sie sich ganz lang, so lang es geht, und legen Sie den Kopf leicht in den Nacken.
- Atmen Sie aus, beugen Sie sich dabei leicht mit gerundetem Rücken nach vorn und nach unten, und lassen Sie die Arme vornüberhängen.
- Atmen Sie ein, strecken Sie beide Arme gerade nach hinten, strecken Sie das rechte Bein ebenfalls nach hinten, und stellen Sie es mit der Fußspitze ganz leicht auf den Boden. Die Schultern ziehen Sie so gut es geht zurück. Das Brustbein hebt sich und wird nach vorn gestreckt.

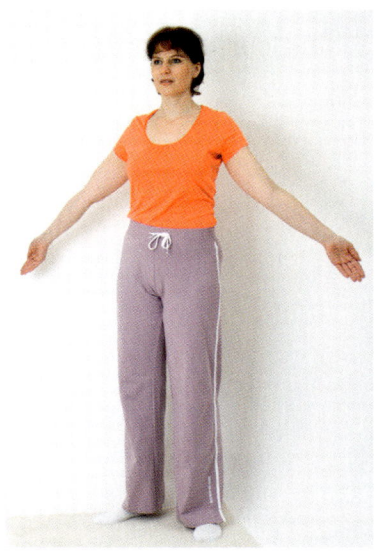 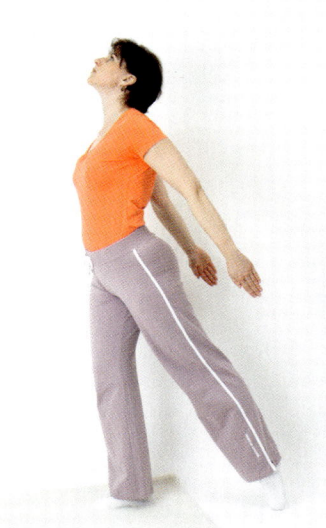

- Atmen Sie aus, stellen Sie beide Beine wieder nebeneinander und strecken Sie die Arme gerade zu den Seiten, etwa im 45-Grad-Winkel zum Oberkörper.
- Atmen Sie ein, strecken Sie wieder beide Arme gerade nach hinten, strecken Sie das linke Bein nach hinten und stellen Sie es mit der Fußspitze ganz leicht auf den Boden. Die Schultern ziehen Sie so gut es geht zurück. Das Brustbein hebt sich und wird nach vorn gestreckt.
- Atmen Sie aus, lösen Sie die bisherige Position, stellen Sie wieder beide Beine nebeneinander, runden Sie den Rücken und lassen Sie beide Arme nach vorn hängen. Versuchen Sie, dieses Mal die Arme ein wenig tiefer in Richtung Zehenspitzen hängen zu lassen.
- Atmen Sie ein, rollen Sie dabei langsam den Oberkörper wieder auf, und strecken Sie die Arme gerade nach oben weit über den Kopf.

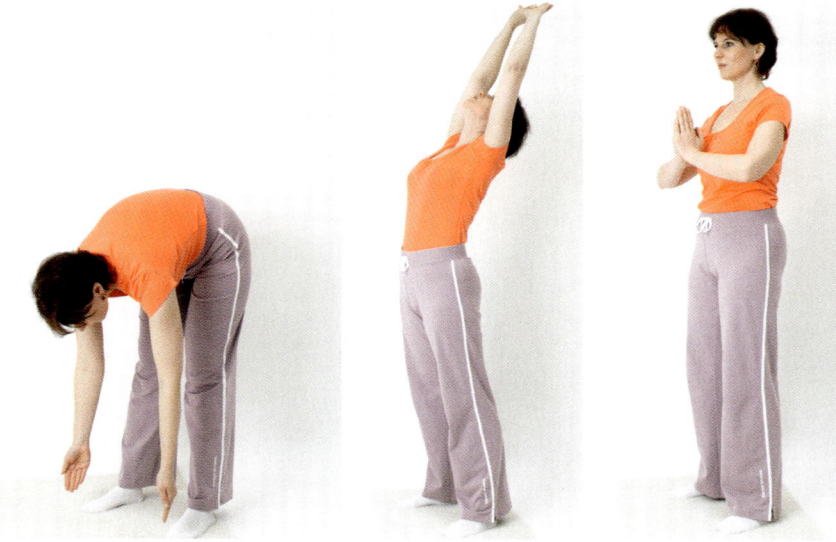

Die Hände berühren sich dabei. Sie machen sich lang und legen den Kopf leicht in den Nacken.

■ Atmen Sie aus und lösen Sie die Position. Führen Sie die Arme vor dem Körper wieder zusammen, sodass sich die Handflächen berühren.

■ Verbeugen Sie sich kurz zum Namaste-Yoga-Gruß.

Wirkung des Sonnengrußes:

■ Kreislaufaktivierung

■ Körperdehnung

■ Aktivierung des Zellstoffwechsels

■ Verbesserung der Durchblutung

■ Beweglichkeitsförderung

■ Linderung von Rückenproblemen, ebenso von Schulter- und Nackenbeschwerden

Sonnengruß im Sitzen

Der Sonnengruß im Sitzen ist eine leicht auszuführende Variante des neuen Sonnengrußes von den vorhergehenden Seiten und kann Sie während all Ihrer sitzenden Tätigkeiten begleiten.

Auch wenn es grundsätzlich immer besser ist, sich im Alltag körperlich viel zu bewegen, so können Sie den hier vorgestellten Sonnengruß im Sitzen leicht eine Minute lang in Ihren Arbeitsalltag einbauen, ohne deswegen Ihre gewohnte, sitzende Tätigkeit vollkommen unterbrechen zu müssen.

Auf wackligen Bürodrehstühlen sollten Sie diese Variante des Sonnengrußes allerdings nicht ausführen!

So wird's gemacht:
- Sie sitzen aufrecht auf einem Stuhl auf der vordersten Stuhlkante. Beide Füße liegen mit der Fußsohle auf dem Boden.
- Atmen Sie aus und führen Sie vor dem Körper die Handflächen zusammen, bis sie sich berühren.
- Atmen Sie ein und führen Sie beide Arme gestreckt über den Kopf. Die Hände berühren sich. Machen Sie sich lang und legen Sie den Kopf leicht in den Nacken.
- Atmen Sie aus, runden Sie den Rücken und lassen Sie beide Arme vor dem Körper herunterbaumeln.
- Atmen Sie ein, führen Sie beide Arme gestreckt nach hinten an den Stuhllehnen vorbei und strecken Sie das rechte Bein seitlich weg oder unter dem Stuhl nach hinten durch, je nachdem, was für Sie auf dem Stuhl möglich ist. Das Brustbein hebt sich und wird nach vorn gestreckt.

- Atmen Sie aus und bringen Sie die Beine wieder in die Ausgangsposition zurück. Richten Sie sich danach auf und strecken die Arme seitlich im 45-Grad-Winkel zum Oberkörper von den Körperseiten weg.
- Atmen Sie ein, führen Sie beide Arme gestreckt nach hinten an den Stuhllehnen vorbei und strecken Sie das linke Bein seitlich weg oder unter dem Stuhl nach hinten durch, je nachdem, was auf dem Stuhl möglich ist. Durch diese Position hebt sich das Brustbein nach vorn.
- Atmen Sie aus, runden Sie den Rücken und versuchen Sie, die Arme lang und weit nach unten hängen zu lassen, sodass Sie eventuell die Füße berühren können.
- Atmen Sie ein, richten Sie sich wieder auf, führen Sie beide Arme gestreckt nach oben über den Kopf. Die Hände berühren sich, den Kopf legen Sie leicht in den Nacken. Machen Sie sich lang.
- Atmen Sie aus und führen Sie die Handflächen wieder aufeinander zu, bis sie sich berühren.
- Verbeugen Sie sich mit den zusammengelegten Handflächen zum Namaste-Yoga-Gruß.

Wirkung des Sonnengrußes im Sitzen:
- Kreislaufaktivierung
- Körperdehnung
- Aktivierung des Zellstoffwechsels
- Verbesserung der Durchblutung
- Beweglichkeitsförderung
- Linderung von Rückenproblemen, ebenso von Schulter- und Nackenbeschwerden
- Lösung von Verspannungen

Yoga-Übungen für einen entspannten und kräftigen Rücken

Der Mensch der westlichen Hemisphäre leidet überwiegend unter Rückenbeschwerden. Verspannungen im Schulter- und Nackenbereich gehören dabei zur Tagesordnung. Ebenso häufig sind Probleme im Lendenwirbelbereich, Kreuzschmerzen oder Spannungskopfschmerzen anzutreffen. Langes Sitzen, zu wenig Bewegung, zu viel Stress und Ärger, Übergewicht, falsches Heben und Tragen von Lasten und eine schwache, wenig ausgebildete Muskulatur sind die Hauptursachen für Rückenbeschwerden und Spannungskopfschmerzen. Die folgenden Yoga-Übungen nehmen sich speziell dieser Problemzonen an und schaffen Linderung.

1. Katzenkind

So wird's gemacht:

- Begeben Sie sich in den Vierfüßlerstand (d. h. auf alle Viere).
- Runden Sie den Rücken so, dass ein richtig großer Katzenbuckel entsteht. Atmen Sie dabei kräftig ein und rollen Sie den Kopf nach innen. Er wird aufs Brustbein gelegt.
- Während der Ausatmung wölbt sich Ihr Bauch nach unten. Sie nehmen nun die entgegengesetzte Position ein. Der Katzenbuckel wird aufgelöst, das Gesäß herausgestreckt und der Kopf in den Nacken gelegt.
- Dann atmen Sie wieder ein und runden den Rücken zum Katzenbuckel.
- Führen Sie die Übung im fließenden Wechsel aus. Ihr Atemrhythmus bestimmt dabei den Stellungswechsel. Nach ungefähr einer Minute beenden Sie die Übung.

Wirkung der Übung:
- Verbesserung der Beweglichkeit der Wirbelsäule
- Entspannung der Rückenmuskulatur
- Linderung von Rückenbeschwerden, vor allem im Nacken- und Lendenbereich

2. Sphinx

So wird's gemacht:
- Legen Sie sich auf den Bauch. Die Beine werden gerade nach hinten gestreckt.
- Legen Sie die Hände rechts und links seitlich an Ihre Ohren.
- Drücken Sie sich mit dem Oberkörper nach oben auf die Hände. Die Beine bleiben parallel nach hinten gestreckt.
- Kommen Sie mit dem Oberkörper nur so weit nach oben, wie es für Sie angenehm ist und Sie ruhig atmen können.
- Legen Sie ganz leicht den Kopf in den Nacken. Öffnen Sie dabei den Mund, um den Kehlkopfbereich nicht zu sehr zu strapazieren.

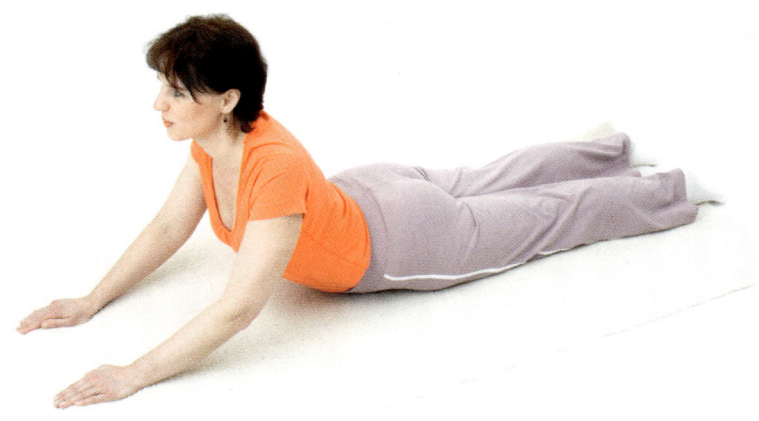

■ Wer möchte, kann jetzt die Arme durchstrecken. Die Rückwärts-
beugung wird dabei stärker.

■ Halten Sie die Position mindestens 30 Sekunden, dann legen Sie sich
wieder ab.

Wirkung der Übung:

■ hilft bei Bandscheibenproblemen

■ stärkt die Bauch- und Rückenmuskulatur

■ stärkt die Brustmuskulatur

■ fördert die Verdauung

3. Päckchen

So wird's gemacht:

■ Knien Sie sich auf dem Boden hin und begeben Sie sich in den Fersensitz.

■ Beugen Sie sich nach vorn und legen Sie die Stirn auf den Boden.

■ Die gestreckten Arme führen Sie seitlich am Körper entlang nach
hinten.

■ Rollen Sie sich dabei ganz fest zusammen, so als wären Sie ein
zusammengeschnürtes Päckchen.

■ Halten Sie die Position ungefähr 30 Sekunden lang.

■ Danach begeben Sie sich wieder in den Fersensitz und wiederholen
die Übung.

Wirkung der Übung:

■ Entspannung und Dehnung der Rückenmuskulatur

■ Stressabbau und Nervenberuhigung

■ eignet sich besonders im Anschluss an die Übung „Sphinx" (s. Seite 63)

4. Heuschrecke

So wird's gemacht:

- Legen Sie sich auf den Bauch und strecken Sie die Arme gerade nach vorn. Die Beine liegen parallel nach hinten gestreckt.
- Atmen Sie ein, und heben Sie den rechten Arm vom Boden hoch. Strecken Sie ihn nach vorn. Ebenso heben Sie das linke Bein gestreckt vom Boden hoch.
- Atmen Sie aus, legen Sie Arm und Bein wieder auf den Boden.
- Während der nächsten Einatmung lösen Sie den linken Arm vom Boden und strecken ihn gerade nach vorn. Ebenso strecken Sie das rechte Bein und heben es vom Boden hoch.
- Beim Ausatmen legen Sie Ihren Arm und Ihr Bein wieder ab.
- Führen Sie die Übung in fließendem Wechsel, der sich dem Rhythmus Ihrer Atmung anpasst, mindestens eine Minute lang aus.

Wirkung der Übung:

- Kräftigung und Aktivierung der gesamten Rückenmuskulatur
- Aktivierung der Gesäßmuskulatur
- Festigung der Bauchmuskulatur

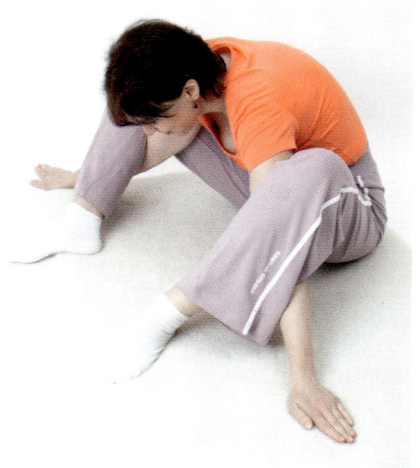

5. Schildkröte

So wird's gemacht:

- Sie sitzen auf dem Boden und stellen die Füße auf. Die Beine werden möglichst weit auseinandergestellt.
- Beugen Sie nun den Oberkörper leicht nach vorn.

- Schieben Sie die Handflächen unter den Kniekehlen durch.
- Lassen Sie den Oberkörper hängen und runden Sie den Rücken.
- Halten Sie die Position mindestens eine Minute lang.

Wirkung der Übung:
- Dehnung der gesamten Rückenmuskulatur
- Linderung von Rückenbeschwerden
- Dehnung im Hüftbereich
- Dehnung der Oberschenkelinnenseiten

6. Frosch

So wird's gemacht:
- Begeben Sie sich in den Fersensitz.
- Öffnen Sie dann weit die Oberschenkel. Die Füße bleiben aber beieinander.
- Kauern Sie sich nun nach vorn auf den Boden.
- Legen Sie die Arme quer übereinander auf den Boden und legen Sie die Stirn auf die übereinanderliegenden Arme.
- Lassen Sie sich so tief heruntersinken, wie es Ihnen möglich ist.

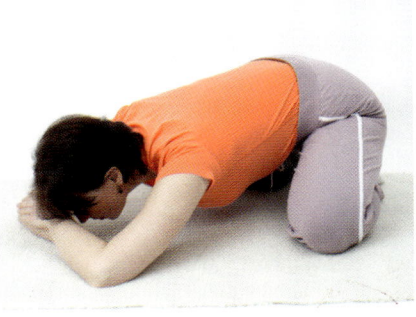

- Wem die Dehnung im Hüftgelenk zu stark ist, rückt die Oberschenkel wieder ein wenig zusammen.
- Halten Sie die Position mindestens eine Minute lang.

Wirkung der Übung:
- Entspannung und Dehnung der gesamten Rückenmuskeln

- Lindert Kreuzschmerzen und Bandscheibenprobleme
- Dehnung der Oberschenkelinnenseiten und der Beckenbodenmuskulatur
- Dehnung im Hüftgelenk

7. Fisch

So wird's gemacht:

- Legen Sie sich auf den Rücken. Die Beine sind ausgestreckt und parallel nebeneinander.
- Die Arme liegen neben dem Körper und werden jetzt unter das Gesäß geschoben. Dazu rollen Sie sich zuerst auf die eine Gesäßhälfte, um den Arm unter die angehobene Gesäßhälfte zu schieben. Dann verfahren Sie mit dem anderen Arm genauso. Beide Arme liegen jetzt – so gut es geht – am Rücken und unter dem Gesäß.
- Machen Sie ein Hohlkreuz und versuchen Sie dabei, den Kopf nach hinten zu beugen und den Scheitel auf dem Boden aufkommen zu lassen. Sollte dies nicht funktionieren, dann lassen Sie den Hinterkopf weiterhin am Boden liegen. Atmen nicht vergessen!
- Halten Sie die Position mindestens 30 Sekunden lang.

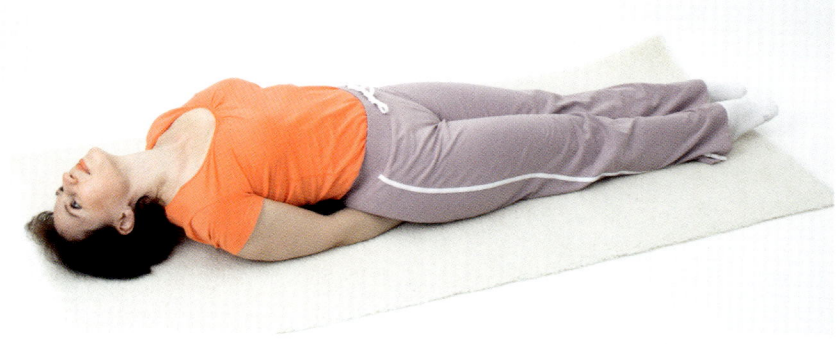

Wirkung der Übung:

- entspannt den Nacken und die Brustwirbelsäule
- hilft bei Asthma und bei Atemproblemen
- regt die Verdauung an

8. Brücke

So wird's gemacht:

- Legen Sie sich mit dem Rücken auf den Boden.
- Legen Sie die Arme bequem neben den Körper.
- Stellen Sie die Beine auf.
- Atmen Sie ein und heben Sie das Gesäß nach oben. Die Schultern bleiben dabei am Boden liegen und sinken ganz leicht in die Unterlage.
- Schieben Sie das Gesäß so hoch wie möglich, sodass Ihr Körper eine schiefe Ebene bildet.
- Halten Sie die Position eine Minute lang.

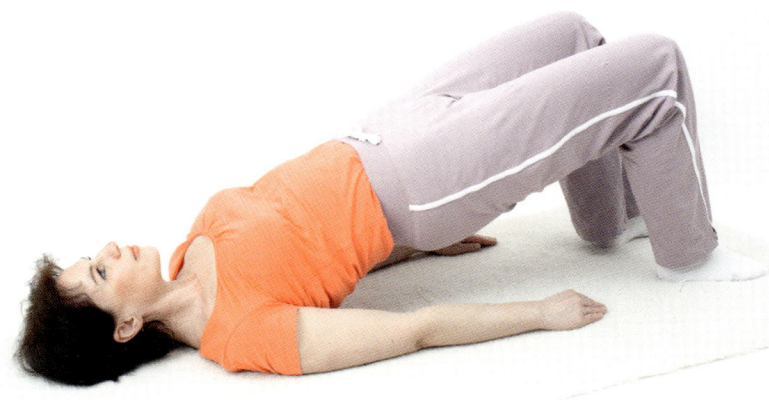

- Dann rollen Sie vom Hals her Wirbel für Wirbel wieder ab, bis Ihr ganzer Rücken wieder mit gutem Kontakt zur Unterlage flachliegt. Strecken Sie dann die Beine aus.
- Wiederholen Sie die Übung dreimal.

Wirkung der Übung:
- Entlastung der Rücken- und der Beckenbodenmuskulatur
- Aktivierung der Gesäßmuskulatur

9. Bergrutsch
So wird's gemacht:
- Setzen Sie sich auf den Boden und strecken Sie die Beine gegrätscht von sich. Der Winkel der Beingrätsche ist nicht entscheidend, sondern sollte für Sie gut auszuhalten sein.
- Beugen Sie sich nach vorn, und legen Sie beide Handflächen vor sich auf den Boden.

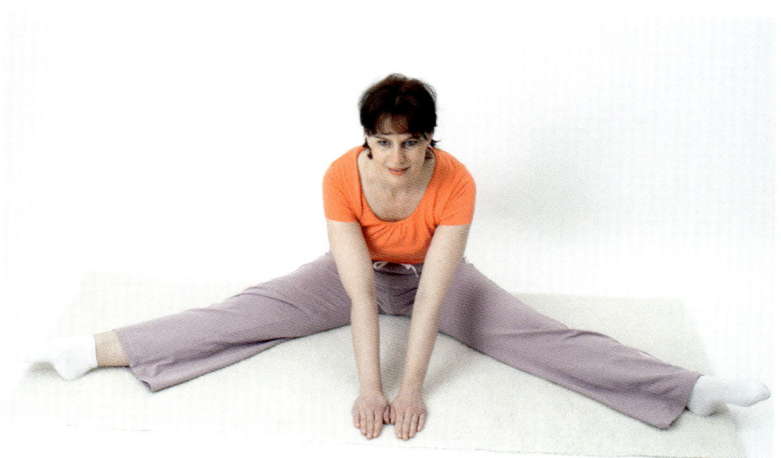

- Atmen Sie kräftig aus und schieben Sie die Handflächen so weit zwischen den Beinen nach vorn, wie die Dehnung im Hüftbereich und in den Beinen zu ertragen ist.
- Atmen Sie normal weiter und halten Sie die Position mindestens zehn Sekunden lang.
- Dann ziehen Sie ganz langsam die Handflächen wieder an den Körper heran und rollen den Rücken Wirbel für Wirbel auf, bis Sie wieder aufrecht sitzen. Atmen Sie dabei ein.
- Wiederholen Sie die Übung dreimal.

Wirkung der Übung:
- Dehnung und Entlastung der Rückenmuskeln
- Dehnung im Hüftbereich und den Oberschenkelinnenseiten
- Dehnung in der gesamten Beinmuskulatur

10. Drehung
So wird's gemacht:
- Sie sitzen auf dem Boden und strecken beide Beine geradeaus nach vorn. Die Beine liegen parallel aneinander.
- Stützen Sie sich mit beiden Händen hinter dem Körper auf.
- Atmen Sie ein und heben Sie das rechte Bein im gestreckten Zustand vom Boden hoch.
- Atmen Sie aus, und legen Sie das rechte Bein über das linke Bein.
- Lösen Sie die linke Hand vom Boden und legen Sie sie auf das Knie es rechten Beins.
- Drücken Sie sich nun am Knie ab, drehen Sie den Oberkörper nach rechts und versuchen Sie, über die rechte Schulter zu schauen. Die rechte Hand bleibt dabei am Boden.
- Halten Sie die Position mindestens zehn Sekunden lang.

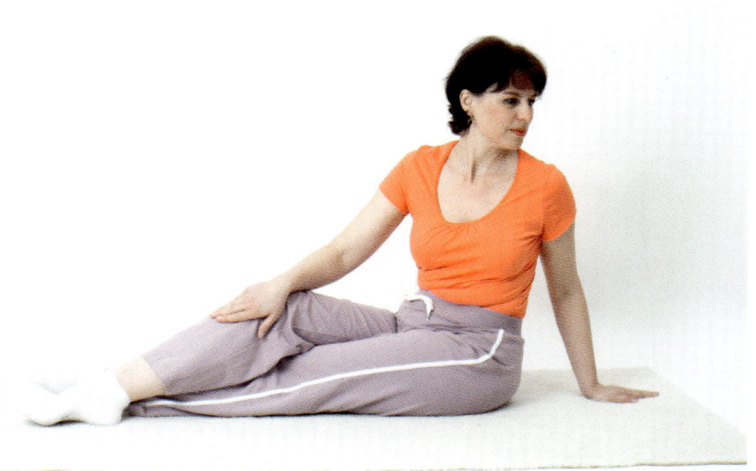

- Dann lösen Sie die Haltung und wechseln die Seite. Dabei stützen Sie sich wieder hinter dem Körper mit beiden Händen auf und legen die Beine wieder gestreckt parallel.
- Atmen Sie ein und heben Sie das linke Bein an, um es beim Ausatmen über das rechte Bein zu legen.
- Dann drücken Sie sich mit der rechten Hand am Knie des linken Beins ab und drehen den Oberkörper nach links, um über die linke Schulter zu schauen. Die linke Hand bleibt am Boden.
- Nach zehn Sekunden lösen Sie die Position.
- Wiederholen Sie die ganze Übung dreimal.

Wirkung der Übung:

- durch Drehung im Lenden- und Halswirbelbereich Auflösung von Rückenbeschwerden
- Stoffwechselabfallprodukte können besser abtransportiert werden
- Lösung von Nackenschmerzen

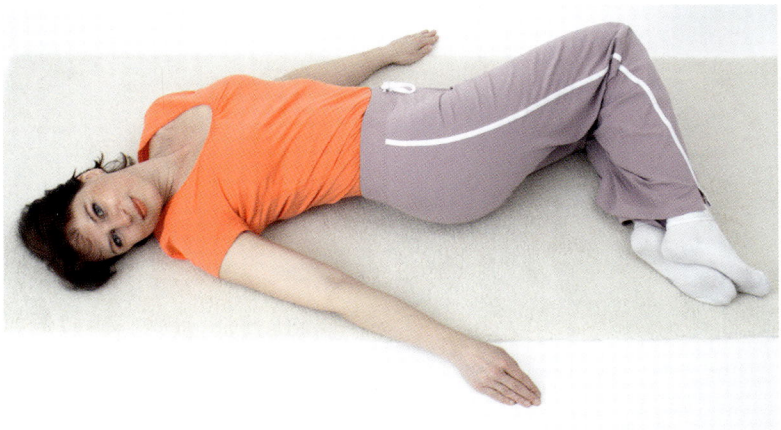

11. Süßwasserkrokodil

So wird's gemacht:

- Legen Sie sich auf den Rücken und stellen Sie die Beine auf.
- Strecken Sie beide Arme vom Oberkörper im 90-Grad-Winkel weg. Die Handflächen liegen dabei auf dem Boden.
- Kippen Sie nun die aufgestellten Beine auf die rechte Seite, sodass diese den Boden berühren. Die Schultern bleiben dabei am Boden. Gelingt dies nicht, legen Sie sich die rechte Faust zwischen die Knie oder heben Sie das obenliegende Bein etwas vom unteren weg.
- Drehen Sie nun, falls Sie möchten, den Kopf am Boden nach links, sodass Sie nach links blicken können.
- Atmen Sie in den Bauch hinein, und halten Sie die Position mindestens 30 Sekunden lang.
- Dann wechseln Sie die Seite. Dazu kippen Sie die Beine auf die linke Seite und drehen den Kopf auf die rechte Seite. Atmen Sie wieder in den Bauch hinein und halten Sie die Position mindestens 30 Sekunden lang.

Wirkung der Übung:

- Linderung von Rückenschmerzen, Nacken- und Schulterbeschwerden
- Drehung im Hals- und Lendenwirbelbereich; dadurch besserer Abtransport von Stoffwechselabfallprodukten

12. Salzwasserkrokodil

So wird's gemacht:

- Legen Sie sich auf den Rücken und strecken Sie beide Beine parallel und nebeneinanderliegend am Boden aus.
- Strecken Sie die Arme gerade im rechten Winkel zu den Körperseiten. Die Handflächen liegen im Boden.
- Heben Sie das rechte Bein vom Boden an und stellen Sie den Fuß des rechten Beins auf das Knie des linken Beins.
- Kippen Sie nun die Beine so, dass sie sich auf die linke Seite des Körpers drehen. Die Schultern bleiben am Boden. Sie werden die Beine nicht ganz auf den Boden legen können, aber wenigstens in die Richtung.

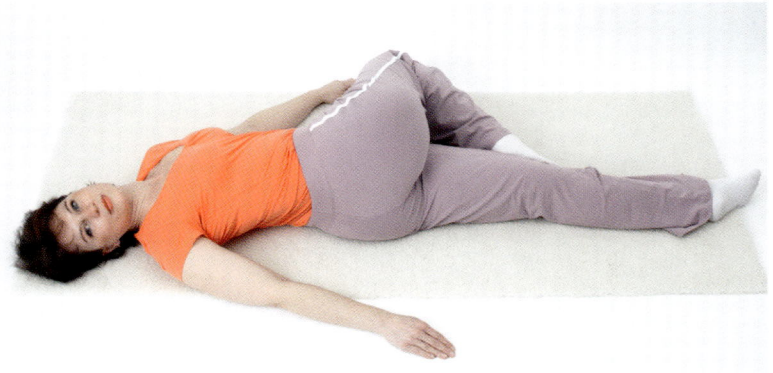

- Halten Sie die Position mindestens 30 Sekunden lang. Atmen Sie fließend ein und aus.
- Dann wechseln Sie die Seite. Legen Sie die Beine wieder parallel und stellen den Fuß des linken Beins auf das Knie des rechten Beins.
- Kippen Sie die Beine dann nach rechts. Halten Sie die Position wiederum 30 Sekunden lang.

Wirkung der Übung:
- wie beim Süßwasserkrokodil
- gut bei Ischias-Beschwerden

13. Schere
So wird's gemacht:
- Legen Sie sich auf die rechte Körperseite, Beine übereinander.
- Legen Sie nun das oben liegende Bein – das linke Bein – über das rechte Bein, sodass eine Überkreuzung entsteht. Grätschen Sie die Beine so weit es Ihnen möglich ist, ohne dass es schmerzt.
- Umarmen Sie sich jetzt mit beiden Armen.
- Versuchen Sie, den Kopf am Boden so zu drehen, als ob Sie nach hinten über die linke Schulter schauen wollten.
- Halten Sie die Position mindestens 30 Sekunden.
- Dann wechseln Sie die Seite. Legen Sie sich dazu auf die linke Körperseite.
- Legen Sie das oben liegende Bein – das rechte Bein – über das linke Bein. Umarmen Sie sich und drehen Sie den Kopf so, dass Sie über die rechte Schulter schauen können.
- Halten Sie auch diese Position mindestens 30 Sekunden.

Wirkung der Übung:

- Linderung von Rücken-, Nacken- und Schulterbeschwerden
- besserer Abtransport von Stoffwechselabfallprodukten
- Linderung von Ischias-Beschwerden

14. Schaukelkind

So wird's gemacht:

- Legen Sie sich auf den Rücken und ziehen Sie die Beine an den Oberkörper heran. Legen Sie Ihre Hände in die Kniekehlen und umfassen Sie so die Beine.
- Beginnen Sie, sich sanft über das Kreuzbein hinweg von rechts nach links zu schaukeln. Schaukeln Sie nur ganz sanft und langsam und so lange, wie es Ihnen gut tut.

Wirkung der Übung:

- Lösung von Beschwerden im Lendenwirbel- und Kreuzbereich
- Linderung von Ischias-Beschwerden und Hexenschuss
- Linderung von Menstruationsbeschwerden (im Kreuzbereich)

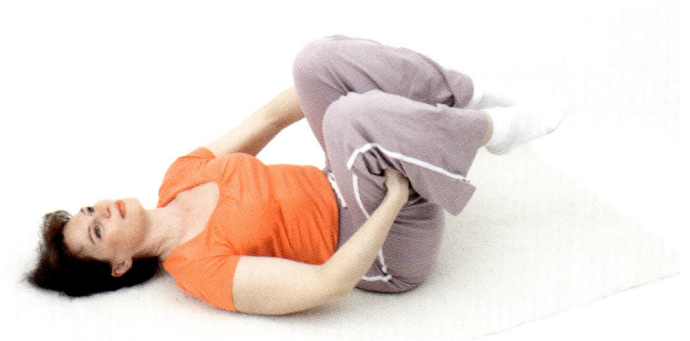

Yoga-Übungen für starke Bauchmuskeln

Nur wer starke Bauchmuskeln hat, hat genügend Kraft, um eine verspannte und schwache Rückenmuskulatur gut auszugleichen. Ist der Bauch stark, kann der Rücken lockerlassen und muss das Körpergewicht nicht ganz allein ausgleichen.

Starke Bauchmuskeln sorgen also nicht nur für Beschwerdefreiheit im Rücken, sondern formen auch die Figur und nehmen Einfluss auf eine gute Haltung und Ausstrahlung. Die folgenden Yoga-Übungen sind so konzipiert, dass sie vor allem die Bauchmuskulatur stärken und von jedem ausgeführt werden können.

1. Boot

So wird's gemacht:

- Sie sitzen mit aufgestellten Beinen auf dem Boden.
- Grätschen Sie die Beine so weit wie möglich.
- Runden Sie die Arme vor Ihrem Körper zu einem Kreis. Die Fingerspitzen berühren sich ganz leicht dabei. Die Handinnenflächen zeigen zu Ihnen.
- Lassen Sie sich nun Millimeter um Millimeter mit rundem Rücken nach hinten gleiten, so als ob Sie sich ablegen wollten.
- Jetzt müssen Ihre Bauchmuskeln arbeiten und die Position halten und ausgleichen.
- Irgendwann kommt der Punkt, an dem Ihre Bauchmuskeln kaum mehr halten können.
- Stoppen Sie an diesem Punkt und halten Sie diese Position mindestens zehn Sekunden lang.

- Danach lassen Sie sich ganz langsam mit rundem Rücken herunter-gleiten, bis Sie mit dem Rücken auf der Unterlage liegen.
- Strecken Sie Arme und Beine aus, und atmen Sie in Ihren Bauch hinein. Klopfen Sie sanft die Bauchmuskeln ab.
- Dann rollen Sie sich über eine Körperseite nach oben und wiederholen die Übung dreimal.

Wirkung der Übung:
- Kräftigung der geraden Bauchmuskulatur
- Balance halten

2. Ruderboot

So wird's gemacht:
- Sie liegen auf dem Rücken und stellen die Beine auf.
- Drücken Sie Ihren Lendenwirbelbereich und das Kreuzbein fest gegen die Unterlage.
- Heben Sie dann die Schultern samt Schulterblättern vom Boden ab und strecken Sie beide Arme nach vorn.
- Versuchen Sie nun, den rechten Arm gestreckt noch weiter nach vorn zu ziehen in Richtung des rechten Fußes. Der Oberkörper beugt sich dabei mit nach rechts.
- Wechseln Sie dann gleich die Richtung und versuchen Sie, den linken gestreckten Arm in Richtung linken Fuß zu bringen. Der Oberkörper beugt sich ebenfalls nach links.
- Führen Sie die Übung im fließenden Wechsel mindestens 30 Sekunden lang aus.
- Dann legen Sie sich ab, strecken die Beine aus, atmen in den Bauch hinein und klopfen die Bauchmuskeln leicht ab. Kneten Sie zur Entlastung den Nackenbereich durch.

Wirkung der Übung:

■ Aktivierung der schrägen Bauchmuskeln

■ Taillenformung

3. Segelschiff im Hafen

So wird's gemacht:

■ Ziehen Sie sich einen Stuhl heran, auf dessen Sitzfläche Sie Ihre Beine auflegen können.

■ Legen Sie sich auf den Rücken und legen Sie die Unterschenkel auf den Stuhl. Rücken Sie dazu Ihr Gesäß nahe genug an den Stuhl heran. Oberschenkel und Unterschenkel sollten im rechten Winkel zueinander liegen.

■ Drücken Sie den Lendenwirbelbereich und das Kreuzbein gegen die Unterlage.

■ Legen Sie die rechte Hand zum Abstützen an den Hinterkopf.

■ Heben Sie den Oberkörper, atmen Sie aus und strecken Sie den linken Arm gerade nach oben. Nicht nach vorn, sondern in die Höhe wie das Segel eines Schiffes!

■ Versuchen Sie nun, den Oberkörper noch ein wenig anzuheben, damit der gestreckte Arm noch ein bisschen höher reicht.

■ Wippen Sie leicht auf und ab wie ein Segelschiff, das im Hafen liegt und auf dem Wasser schaukelt.

■ Führen Sie die Übung mindestens 30 Sekunden lang aus.

■ Dann legen Sie sich, atmen tief in den Bauch hinein und klopfen die Bauchmuskulatur leicht ab. Zum Ausgleich können Sie die Übung mit dem rechten gestreckten Arm wiederholen.

Wirkung der Übung:

■ Aktivierung der geraden Bauchmuskulatur

4. Segelschiff auf großer Fahrt

So wird's gemacht:

- Ziehen Sie sich einen Stuhl heran, auf dessen Sitzfläche Sie Ihre Beine auflegen können.
- Legen Sie sich auf den Rücken und legen Sie die Unterschenkel auf den Stuhl wie in Nr. 3.
- Drücken Sie den Lendenwirbelbereich und das Kreuzbein gegen die Unterlage.
- Legen Sie die Hände wie beim Klatschen ineinander und strecken Sie die Arme gerade nach vorn.
- Heben Sie den Oberkörper an.
- Strecken Sie die Hände nun einmal zur rechten und einmal zur linken Körperseite im stetigen Wechsel. Stellen Sie sich vor, Sie wären ein Segelschiff auf großer Fahrt.
- Führen Sie also die gestreckten Arme einmal links am Körper vorbei, dann wieder rechts.
- Nach 30 Sekunden lösen Sie die Hände und legen sich ab. Atmen Sie tief in den Bauch hinein, klopfen Sie die Bauchmuskeln ab und kneten Sie den Nackenbereich gut durch.
- Wiederholen Sie die Übung dreimal.

Wirkung der Übung:

- Aktivierung der schrägen Bauchmuskulatur

5. Kerze

So wird's gemacht:

- Legen Sie sich auf den Rücken.
- Legen Sie sich ein Kissen unter das Gesäß und schieben Sie die Hände unter den Lendenwirbelbereich.

- Strecken Sie beide Beine gerade in die Höhe.
- Stellen Sie sich vor, Ihre Beine wären die Flamme einer Kerze. Die Kerze flackert. Versuchen Sie nun, die Beine im Millimeterbereich ganz leicht vor- und zurück zu kippen. Dann nach rechts und nach links. Dabei muss die untere Bauchmuskulatur arbeiten.
- Bitte führen Sie keine großen Bewegungen aus. Die Bewegung findet im Millimeterbereich statt! Das genügt schon.
- Eine Minute sollten Sie sich für die gesamte Übung Zeit nehmen.

Wirkung der Übung:
- Aktivierung der unteren geraden Bauchmuskulatur

6. Kleiner Krebs

So wird's gemacht:
- Sie liegen auf dem Rücken und stützen mit beiden Händen den Nacken.
- Heben Sie den Oberkörper und ziehen Sie gleichzeitig beide Beine in Richtung Oberkörper.
- Den unteren Rücken drücken Sie bitte ganz fest gegen die Unterlage.
- Führen Sie nun Knie und Ellenbogen aufeinander zu, bis sie sich in der Mitte des Körpers treffen.
- Dann lösen Sie Knie und Ellenbogen wieder ein wenig.
- Wiederholen Sie diese Bewegung fließend ungefähr zehn Sekunden lang.
- Dann legen Sie sich wieder ab, strecken sich aus, atmen in den Bauch hinein und klopfen die Bauchmuskeln sanft ab.
- Wiederholen Sie die gesamte Übung noch dreimal.

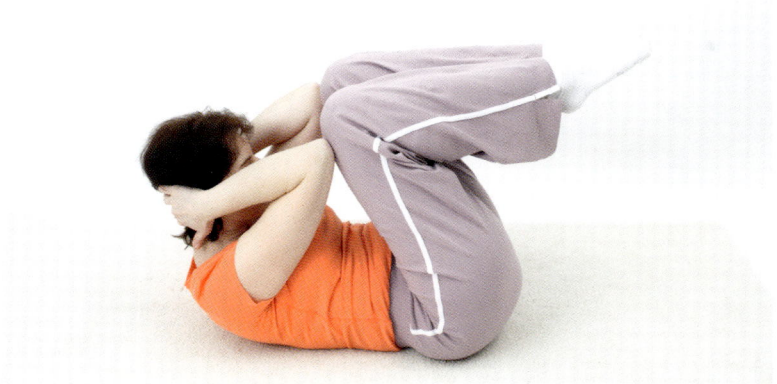

Wirkung der Übung:
- Aktivierung der gesamten Bauchmuskulatur

Yoga-Übungen für eine gute Haltung

Wer keine gute Haltung hat, wird leider häufiger von Beschwerden und Schmerzen geplagt. Auch seine persönliche Ausstrahlung leidet, sodass er auf andere mitunter deprimiert und scheu wirkt. Die nachfolgenden Yoga-Übungen tragen dazu bei, die Haltung zu verbessern, Standhaftigkeit und Durchhaltevermögen zu stärken und dem Menschen zu mehr Charisma zu verhelfen.

1. Baum
So wird's gemacht:
- Stellen Sie sich aufrecht und etwa in Schulterbreite mit beiden Beinen auf den Boden.
- Atmen Sie aus und führen Sie beide Handflächen aufeinander zu, bis sie sich vor dem Körper treffen.

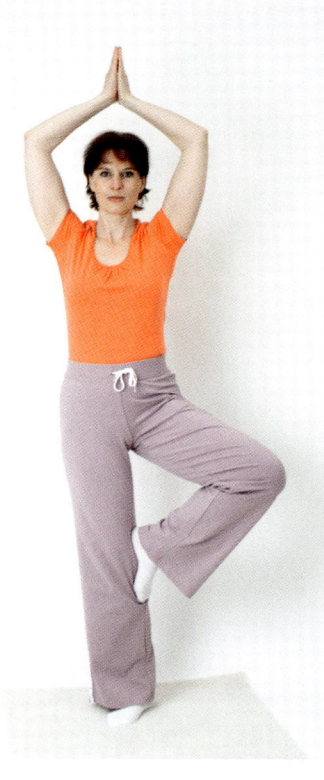

- Atmen Sie ein und führen Sie die Arme mit den zusammengelegten Handflächen weit über den Kopf. Die Handflächen bleiben zusammen, die Schultern lassen Sie unten.
- Nun spüren Sie erst einmal in den sicheren Stand hinein und stellen sich vor, wie aufrecht und stark Sie im Leben sein können – so stark wie ein Baum. Auch wenn es brenzlig wird, bewahren Sie Haltung.
- Um das zu demonstrieren, lösen Sie das rechte Bein vom Boden und legen die Fußsohle des rechten Beins seitlich an das Knie des linken Beins.
- Versuchen Sie nun, in dieser Position ganz ruhig das Gleichgewicht zu bewahren.
- Wem das nicht gelingt, kann die Fußsohle auch nur an den Knöchel des linken Beins halten.
- Ungefähr 30 Sekunden sollten Sie diese Position halten. Dann wechseln Sie zur anderen Seite und wiederholen die Übung komplett mit dem anderen Bein.

Wirkung der Übung:

- Verbesserung der Haltung
- Dehnung der Rückenmuskeln
- Gleichgewichts- und Koordinationsförderung

2. Liegender Baum

So wird's gemacht:

- Sie liegen auf dem Rücken. Die Beine sind ausgestreckt und liegen parallel nebeneinander.
- Atmen Sie aus und führen Sie die Handflächen vor dem Körper zusammen, bis sie sich treffen.
- Dann atmen Sie ein und führen die Arme über den Kopf. Legen Sie die Arme mit den zusammengelegten Handflächen über dem Kopf am Boden ab.
- Winkeln Sie dann das rechte Bein an und legen Sie die rechte Fußsohle seitlich an das Knie des linken Beins. Sie haben nun den Baum liegend dargestellt.

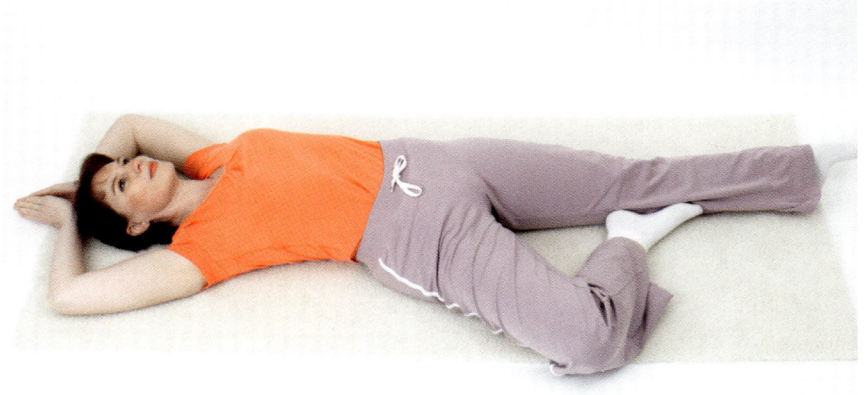

- Die Übung geht aber noch weiter: Schieben Sie die Beine, so wie sie sind, am Boden entlang ein wenig nach links. Den Oberkörper rücken Sie ebenso ein wenig am Boden entlang nach links.
- Spüren Sie nun in die veränderte Position hinein und lösen Sie nach 30 Sekunden die Übung, um alles auf der anderen Seite mit dem anderen Bein zu wiederholen.

Wirkung der Übung:
- Haltungsschulung
- Entspannung und Dehnung des Rückens
- Seitendehnung

3. Mond
So wird's gemacht:
- Legen Sie sich auf den Rücken. Führen Sie beide Arme gestreckt hinter den Kopf und legen Sie die Arme am Boden ab. Sie liegen parallel nebeneinander. Die Beine liegen ebenso parallel.

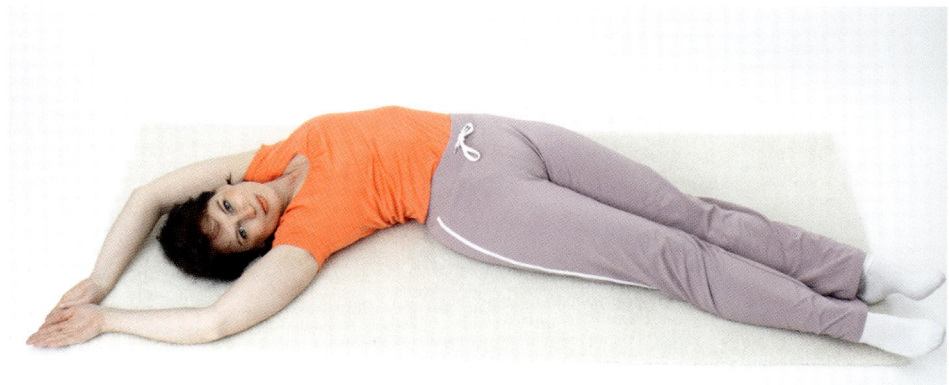

- Schieben Sie nun beide Beine über den Boden entlang nach rechts, sodass diese immer noch parallel liegen.
- Den Oberkörper schieben Sie ebenfalls am Boden entlang ein ganz klein wenig nach rechts. Von oben betrachtet bilden Sie einen Halbmond.
- Atmen Sie langsam und entspannt in den ganzen Körper hinein.
- Spüren Sie in die Position hinein und nehmen Sie die dehnende Haltung wahr.
- Nach etwa 30 Sekunden führen Sie Arme und Beine wieder in die Ausgangsposition zurück und wiederholen die Übung auf der anderen Körperseite.

Wirkung der Übung:
- Haltungsschulung
- Seitendehnung
- Taillenformung

4. Amazone

So wird's gemacht:
- Stellen Sie sich aufrecht in Schrittposition. Der Schritt darf so groß sein, wie es für Sie richtig ist.
- Gehen Sie nun ein wenig in die Knie, sodass die Oberschenkel gedehnt werden.
- Wenn Sie möchten, können Sie den Fuß des hinteren Beins am Boden belassen, damit die Wade dieses Beins ebenfalls gedehnt wird. Ist Ihnen dies zu anstrengend, kann sich die Fußsohle leicht vom Boden anheben.
- Atmen Sie nun kräftig aus, und führen Sie beide Handflächen aufeinander zu.

- Ziehen Sie die Arme mit den zusammengelegten Handflächen ans Herz-Chakra (s. Seite 21) heran.
- Halten Sie die Position mindestens 30 Sekunden.
- Dann lösen Sie die Position und wiederholen die Übung. Sie wechseln dabei die Beine.

Wirkung der Übung:
- Haltungsschulung
- Dehnung der Beine

5. Weiche

So wird's gemacht:
- Sie stehen aufrecht mit weit gegrätschten Beinen am Boden.
- Strecken Sie beide Arme weit nach oben über Kopf. Die Arme werden dabei weit auseinandergehalten. Sie sehen jetzt aus wie ein X. Stabilisieren Sie dabei Ihren Rumpf, indem Sie die Bauchmuskeln leicht nach innen ziehen.
- Halten Sie diese Position mindestens zehn Sekunden lang und vergessen Sie nicht das Atmen.
- Schütteln Sie die Arme aus und wiederholen die Übung dreimal.

Wirkung der Übung:
- Haltungsschulung
- Aktivierung der Rückenmuskulatur
- Muskelaktivierung im gesamten Körper

6. Tänzerin

So wird's gemacht:
- Sie stehen aufrecht mit beiden Beinen parallel am Boden.

■ Lösen Sie nun das rechte Bein und ziehen Sie den Fuß des rechten Beins mit der rechten Hand nahe zur rechten Gesäßhälfte hin.

■ Den linken Arm strecken Sie aus. Drehen Sie dabei die Handfläche so, dass sie zu Boden zeigt.

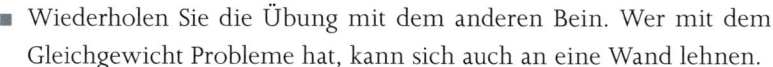

■ Strecken Sie nun den Arm noch ein wenig weiter nach vorn und ziehen Sie gleichzeitig den Fuß des rechten Beines ebenfalls weg vom Gesäß nach oben.

■ Balancieren Sie die Haltung aus und halten Sie die Position ungefähr zehn Sekunden lang.

■ Wiederholen Sie die Übung mit dem anderen Bein. Wer mit dem Gleichgewicht Probleme hat, kann sich auch an eine Wand lehnen.

Wirkung der Übung:
■ Haltungsschulung
■ Koordinations- und Gleichgewichtsförderung
■ Dehnung der Oberschenkel

7. Dreieck

So wird's gemacht:

■ Sie stehen aufrecht mit leicht gegrätschten Beinen auf dem Boden. Beide Arme hängen locker an den Körperseiten.

■ Führen Sie den rechten Arm seitlich am rechten Bein entlang ganz langsam in Richtung Ihres rechten Fußes. Der Arm rutscht so weit

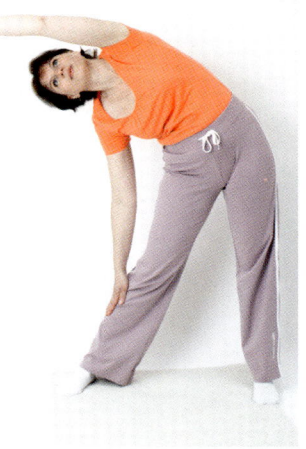

am Bein entlang, wie es für Sie angenehm ist. Ihr Oberkörper beugt sich dabei nach rechts.

■ Der andere Arm wird über den Kopf genommen und waagerecht nach rechts gestreckt. Die Handfläche zeigt nach unten. Blicken Sie zur Handfläche hin.

■ Halten Sie die Position mindestens zehn Sekunden lang.

■ Dann gleitet der Arm ganz langsam wieder am Bein entlang nach oben. Richten Sie dabei den Oberkörper auf.

■ Schütteln Sie Arme und Beine aus. Wiederholen Sie die Übung auf der anderen Körperseite.

Wirkung der Übung:
■ Haltungsschulung
■ Aktivierung der Rückenmuskulatur
■ Dehnung der Körperseiten

8. Waage
So wird's gemacht:
■ Stellen Sie sich vor einen Stuhl. Halten Sie sich mit beiden Händen an der Stuhllehne fest. Rücken Sie dabei so weit von der Lehne ab, dass die Arme einigermaßen gestreckt sind.
■ Strecken Sie nun ein Bein gerade nach hinten.

- Versuchen Sie, das Bein so hoch zu strecken, dass Rücken und gestrecktes Bein eine gerade Linie bilden.
- Halten Sie die Position mindestens zehn Sekunden lang.
- Lösen Sie die Position und schütteln Sie Arme und Beine aus. Dann wiederholen Sie die Übung mit dem anderen Bein.

Wirkung der Übung:
- Haltungsschulung
- Aktivierung der Rückenmuskeln
- Aktivierung der Bein- und Gesäßmuskulatur

Yoga-Übungen zur allgemeinen Muskelkräftigung

Bei diesen Yoga-Übungen geht es darum, Muskelkraft aufzubauen, wobei möglichst alle Muskelgruppen aktiviert werden sollen. Die Übungen sind deshalb überwiegend Halteübungen. Sie wirken isometrisch und sorgen für einen langsamen, aber stetigen Aufbau der Muskulatur. Dadurch wirken sie auch dem Knochenabbau entgegen, straffen das Gewebe und formen die Figur.

1. Brett
So wird's gemacht:
- Begeben Sie sich in den Vierfüßlerstand.
- Stellen Sie die Füße auf die Zehen und stützen Sie sich gleichzeitig auf die Hände. Das Gesäß bleibt dabei einigermaßen flach, sodass der Rücken halbwegs gerade sein kann.
- Halten Sie die Position mindestens zehn Sekunden lang.

■ Dann lösen Sie die Position auf, setzen sich in den Fersensitz und legen kurz zur Erholung die Stirn auf den Boden.

■ Anschließend wiederholen Sie die Übung dreimal.

Wirkung der Übung:

■ Kräftigung der gesamten Muskulatur, insbesondere von Rücken, Bauch, Brust, Armen und Beinen

2. Tisch

So wird's gemacht:

■ Setzen Sie sich auf den Boden und stützen Sie sich mit den Händen hinter dem Körper ab.

■ Stellen Sie die Beine auf.

■ Drücken Sie nun das Gesäß ganz weit nach oben, sodass der Oberkörper ganz gerade aussieht. Sie stützen sich mit Händen und Füßen ab. Die Fingerspitzen zeigen nach vorn; die Fußspitzen ebenfalls.

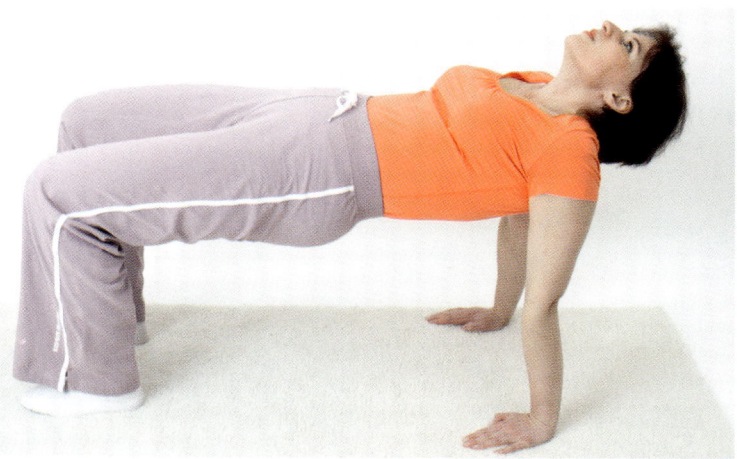

- Oberschenkel, Bauch, Rücken und Brust bilden eine Linie. Sie sehen aus wie ein Tisch.
- Halten Sie die Position mindestens zehn Sekunden lang.
- Dann senken Sie das Gesäß und setzen sich wieder. Schütteln Sie die Arme kräftig aus und kreisen Sie mehrmals mit den Schultern.
- Wiederholen Sie die Übung dreimal.

Wirkung der Übung:
- Kräftigung der gesamten Muskulatur, insbesondere der Arme und Beine

3. Kamel
So wird's gemacht:
- Begeben Sie sich in den Fersensitz.
- Stützen Sie sich hinter dem Körper mit den Handflächen am Boden ab.
- Heben Sie Ihr Gesäß an. Die Hüfte bringen Sie dabei so weit nach oben und nach vorn wie mög-lich.

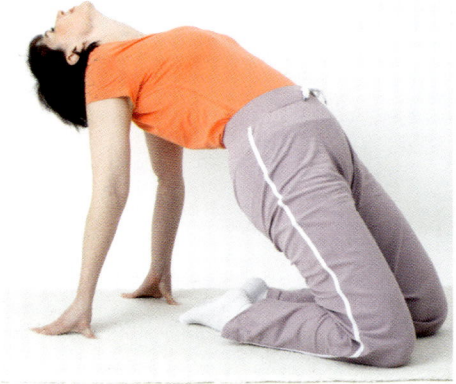

- Legen Sie vorsichtig den Kopf in den Nacken und halten Sie die Stellung mindestens zehn Sekunden lang.
- Lösen Sie dann die Position, beugen Sie sich nach vorn und legen Sie zur Erholung die Stirn auf den Boden.
- Wiederholen Sie die Übung dreimal.

- Da die Kamelhaltung ein wenig anstrengend ist, können Sie am Anfang die Haltezeit auf fünf Sekunden verkürzen.

Wirkung der Übung:
- Aktivierung der Gesamtmuskulatur
- Dehnung der Oberschenkel
- Unterstützung der Lungenfunktion

4. Pendel
So wird's gemacht:
- Begeben Sie sich in den Vierfüßlerstand.
- Strecken Sie das rechte Bein gerade nach hinten, und wippen Sie es rhythmisch auf und ab. Halten Sie dabei die Lendenwirbelsäule stabil, indem Sie die Bauchmuskeln leicht nach innen ziehen.

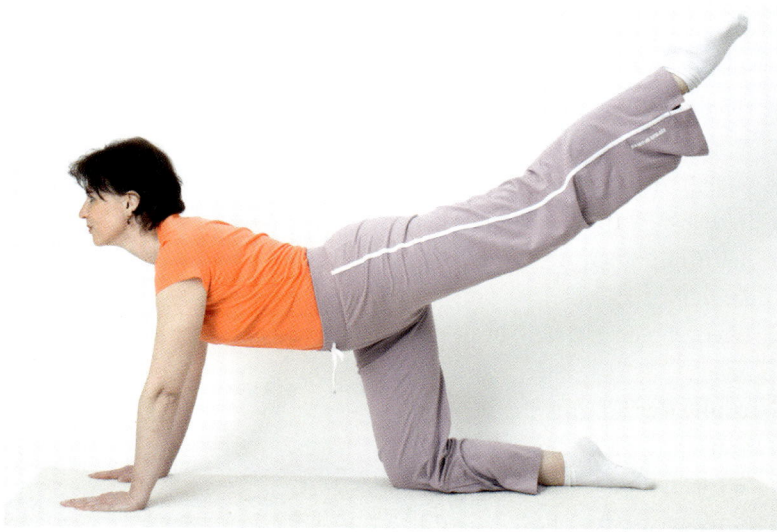

- Versuchen Sie, die Bewegung durch den gesamten Körper gleiten zu lassen, also nicht nur starr mit dem Bein zu wippen. Der Bewegungsimpuls sollte bis zu den Armen nach vorn gleiten.
- Wechseln Sie nach 30 Sekunden die Seite und strecken Sie das linke Bein aus, um damit zu wippen.

Wirkung der Übung:
- Kräftigung der Arm- und Beinmuskulatur
- Aktivierung der Gesäßmuskulatur
- Aktivierung der Rücken- und Brustmuskulatur

5. Skorpion

So wird's gemacht:
- Begeben Sie sich auf die Knie und auf die Unterarme.
- Atmen Sie ein und legen Sie ganz vorsichtig den Kopf in den Nacken.
- Heben Sie gleichzeitig das rechte Bein angewinkelt nach oben.
- Atmen Sie aus, senken Sie dabei den Kopf und führen Sie das Bein wieder zurück.
- Dann wiederholen Sie die Abfolge mit dem linken Bein.
- Beim Einatmen heben Sie Kopf und Bein, beim Ausatmen senken Sie Kopf und Bein.
- Wiederholen Sie die Übung mindestens 30 Sekunden lang.

Wirkung der Übung:
- Kräftigung der Arm- und Beinmuskulatur
- Aktivierung der Gesäßmuskulatur
- Aktivierung der Rücken- und Brustmuskulatur

Yoga-Übungen für Beweglichkeit und Geschmeidigkeit

Die folgenden Übungen sorgen nachhaltig dafür, dass Ihr Körper seine Geschmeidigkeit und seine Beweglichkeit behält. Ebenso helfen sie, Verspannungen aufzulösen und vor allem Rückenbeschwerden zu lindern. Einige Übungen wirken dehnend und sorgen für eine bessere Beweglichkeit im Hüftgelenk.

1. Hungrige Katze

So wird's gemacht:

- Begeben Sie sich in den Fersensitz.
- Stützen Sie sich mit beiden Händen vor dem Körper auf.
- Lassen Sie den gesamten Oberkörper am Boden entlang nach vorn gleiten. Mit den Händen stützen Sie sich weiterhin ab.
- Sobald es nicht mehr weiter nach vorn geht, heben Sie den Oberkörper an und formen mit dem Rücken einen Katzenbuckel.
- Mitsamt dem Katzenbuckel bewegen Sie sich zurück in Richtung Gesäß und setzen sich schließlich wieder auf die Fersen. Ihr Körper hat also einen Kreis beschrieben.
- Die Übung wird dynamisch fließend ausgeführt.
- Nach 30 Sekunden wechseln Sie die Richtung. Beginnen Sie nun, vom Fersensitz aus über den Katzenbuckel nach vorn zu gleiten. Dann knicken Sie in den Armen ein, um am Boden entlang wieder zurückzugleiten und den Fersensitz zu erreichen.

Wirkung der Übung:

- Beweglichkeit der Wirbelsäule
- Linderung von Rückenbeschwerden

- Kräftigung der Armmuskulatur

2. Sterntaler

So wird's gemacht:

- Begeben Sie sich in den Vierfüßlerstand.
- Atmen Sie ein und lösen Sie die
  rechte Hand vom Boden.
- Strecken Sie dann den rechten Arm
  nach oben in Richtung Zimmerdecke. Sie müssen dazu den Oberkörper drehen.
- Schauen Sie mit den Augen der
  Hand hinterher.
- Während der Ausatmung stellen
  Sie den Arm wieder zurück und stützen sich mit der Hand wieder
  am Boden auf.
- Beim nächsten Einatmen lösen Sie die linke Hand vom Boden und
  strecken den linken Arm ganz weit nach oben Richtung Zimmerdecke.
- Führen Sie die Übung im fließenden Wechsel im Atemrhythmus
  mindestens 30 Sekunden lang aus.

Wirkung der Übung:

- Drehung im Brustwirbel- und im Halswirbelbereich, dadurch Lin-
  derung von Rücken- und Nackenbeschwerden
- Beweglichkeitsförderung im Schultergelenk
- Beweglichkeitsförderung der Wirbelsäule
- Besserer Abtransport von Stoffwechselabfallprodukten

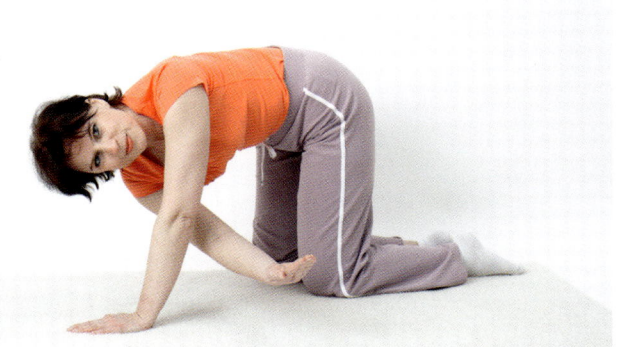

3. Besen

So wird's gemacht:

- Begeben Sie sich in den Vierfüßlerstand.
- Lösen Sie die rechte Hand vom Boden.
- Führen Sie den rechten Arm quer am Boden und am Bauch entlang nach links. Der Arm wird dabei ganz weit unter dem Oberkörper durchgeschoben. Die Fingerspitzen zeigen ebenfalls nach links. Die Handflächen zeigen nach oben. Atmen Sie dabei aus.
- Der Oberkörper wird dabei leicht gedreht, die Hand kann am Boden liegenbleiben. Schauen Sie der Hand hinterher.
- Beim Einatmen ziehen Sie den Arm wieder zurück.
- Während der nächsten Ausatmung schieben Sie denselben Arm noch einmal unter dem Oberkörper durch, nur dieses Mal liegt die Handfläche auf dem Boden.
- Beim Einatmen wird der Arm wieder zurückgezogen.
- Dann wechseln Sie die Seite. Nun wird der linke Arm unter dem Körper durchgeschoben, einmal mit der Handfläche zur Zimmerdecke zeigend, einmal zum Boden.
- Wiederholen Sie die Übung fließend mindestens 30 Sekunden lang.

Wirkung der Übung:

- Beweglichkeitsförderung der Wirbelsäule
- Drehung im Hals- und Brustwirbelbereich, dadurch Lösung von Rücken-, Hals- und Schulterbeschwerden
- Lösung im Schultergelenk
- Besserer Abtransport von Stoffwechselabfallprodukten

4. Hyäne

So wird's gemacht:

- Begeben Sie sich in den Vierfüßlerstand.
- Schieben Sie nun das gesamte Becken so weit nach vorn, wie es Ihnen möglich ist.
- Ihre Arme fangen Ihr Gewicht ab. Sie verlagern den Schwerpunkt des Körpers weit nach vorn.
- Atmen Sie dabei ein.
- Während der Ausatmung schieben Sie langsam das Becken wieder ganz zurück und verlagern den Körperschwerpunkt weit nach hinten.
- Führen Sie die Übung im fließenden Wechsel und in Ihrem Atemrhythmus mindestens 30 Sekunden lang aus.

Wirkung der Übung:

- Beweglichkeitsförderung der Wirbelsäule und des Beckens
- durch die Beckenbewegung Vorbeugung und Linderung von Kreuzschmerzen
- Linderung von Beschwerden der Lendenwirbelsäule
- Abbau von Stoffwechselabfallprodukten
- Linderung von Menstruations- und Eisprungbeschwerden
- Verbesserung der Verdauungstätigkeit, Lösung von Blähungen

5. Wackelpopo

So wird's gemacht:

- Begeben Sie sich in den Vierfüßlerstand.
- Schieben Sie nun Ihr Gesäß so weit nach rechts, wie es Ihnen möglich ist.
- Drehen Sie dann den Oberkörper ebenfalls nach rechts, um über die Schulter zu sehen und nach dem Gesäß zu schauen. Atmen Sie bewusst aus.
- Kommen Sie während der Einatmung in die Ausgangsposition zurück.
- Schieben Sie dann Ihr Gesäß so weit nach links, wie es Ihnen möglich ist.
- Drehen Sie dann den Oberkörper ebenfalls nach links, um über die Schulter zu sehen und nach dem Gesäß zu schauen. Atmen Sie aus.
- Kommen Sie während der Einatmung wieder in die Ausgangsposition zurück.
- Wiederholen Sie die Übung im fließenden Wechsel Ihres Atems mindestens 30 Sekunden lang.

Wirkung der Übung:

- Beweglichkeitsförderung der Wirbelsäule und des Beckens
- Linderung von Rückenbeschwerden
- Abbau von Stoffwechselabfallprodukten
- Linderung von Menstruations- und Eisprungbeschwerden
- Hilfe bei Verdauungsproblemen, Lösung von Blähungen

6. Zauberblüte

So wird's gemacht:

- Setzen Sie sich mit gegrätschten Beinen auf den Boden.

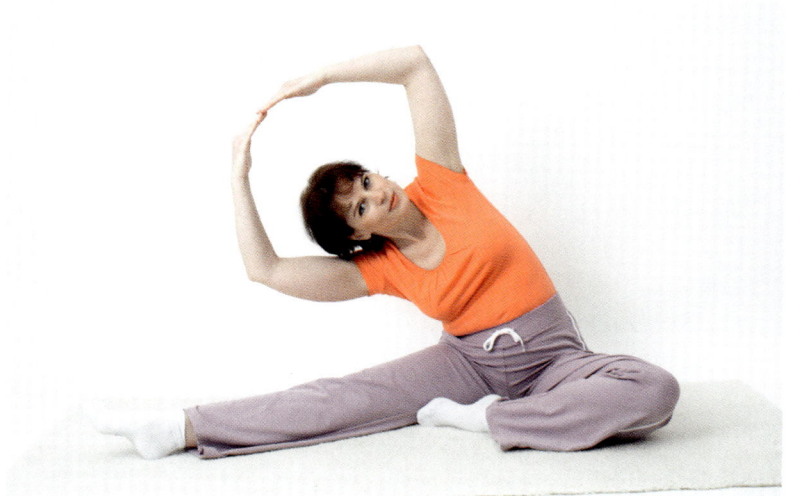

- Ziehen Sie dann das rechte Bein an den Körper heran. Der Fuß des rechten Beines wird dabei an den Oberschenkel gelegt.
- Richten Sie den Oberkörper auf und machen Sie den Rücken ganz lang.
- Nehmen Sie beide Arme halbrund über den Kopf, sodass die Arme eine Blüte bilden und sich die Fingerspitzen berühren.
- Atmen Sie kräftig aus und beugen Sie ganz langsam den Oberkörper in Richtung des linken, ausgestreckten Beines. Dabei zieht der Ellenbogen des linken Armes in Richtung des linken Knies des ausgestreckten Beines.
- Dehnen Sie nur so weit, wie es Ihnen möglich ist, und halten Sie die Position mindestens zehn Sekunden lang. Weiteratmen!
- Dann richten Sie sich wieder auf und atmen dabei ein.
- Wechseln Sie die Seite und wiederholen Sie die Übung auf der anderen Körperseite.

Wirkung der Übung:

- Beweglichkeitsförderung der Wirbelsäule
- Dehnung in den Beinmuskeln und im Hüftgelenk
- Aktivierung der seitlichen Bauchmuskulatur
- Taillenformung
- Dehnung der Körperseite

7. Schmetterling

So wird's gemacht:

- Setzen Sie sich mit gegrätschten Beinen auf den Boden.
- Ziehen Sie dann beide Beine an den Körper heran und legen Sie beide Fußsohlen vor dem Körper gegeneinander.
- Wenn Sie eine maximale Dehnung der Oberschenkelinnenseiten und im Beckenbodenbereich wünschen, dann ziehen Sie die Fußsohlen so nah wie möglich an den Körper heran. Ansonsten schieben Sie die Fußsohlen ein wenig von sich weg.
- Mit den Händen können Sie die Füße umfassen. Wer sich unsicher fühlt, kann sich auch mit den Händen hinter dem Körper aufstützen.
- Beginnen Sie nun, mit den Knien leicht auf und ab zu wippen. Stellen Sie sich ganz einfach vor, dass Sie die Flügel eines Schmetterlings bewegen.
- Führen Sie die Übung mindestens 30 Sekunden lang aus.
- Zum Abschluss umfassen Sie beide Füße (wenn Sie es noch nicht getan haben) und beugen den Oberkörper ganz langsam und Wirbel für Wirbel nach vorn in Richtung Füße.
- Halten Sie die Position etwa zehn Sekunden lang. Dann rollen Sie sich Wirbel für Wirbel wieder nach oben, bis der Rücken wieder ganz gerade ist.

Wirkung der Übung:

- Dehnung der Oberschenkelinnenseiten und im Beckenbodenbereich
- Beweglichkeitsförderung im Hüftgelenk
- Dehnung der Rückenmuskulatur, Linderung von Rückenbeschwerden

8. Hängebrücke

So wird's gemacht:

- Legen Sie sich auf den Rücken. Stellen Sie die Beine auf.
- Ihre Schultern liegen ganz entspannt auf der Unterlage, die Arme liegen seitlich am Körper.
- Heben Sie nun langsam das Gesäß so weit nach oben, wie es Ihnen möglich ist.
- Halten Sie die Position und beginnen Sie dann, das Becken zu drehen. Kippen Sie es nach rechts und nach links, wiegen und schütteln Sie es, bewegen Sie es geschmeidig auf und ab. Spielen Sie mit dem Becken, während es in der Luft ist.
- Nach 30 Sekunden senken Sie das Becken wieder ab, strecken sich am Boden aus und entspannen den Körper.
- Wiederholen Sie die Übung dreimal.

Wirkung der Übung:

- Beweglichkeitsförderung der Wirbelsäule und des Beckens
- Aktivierung der Rückenmuskeln
- Linderung von Rückenbeschwerden, Kreuzschmerzen und Verspannungen im unteren Rücken
- Hilfe bei Menstruations- und Eisprungbeschwerden
- Hilfe bei Verdauungsproblemen und Lösen von Blähungen

9. Beckenschaukel

So wird's gemacht:

- Sie liegen auf dem Rücken. Die Arme sind ganz entspannt an den Körperseiten. Stellen Sie die Beine auf.
- Bewegen Sie jetzt Ihr Becken. Kippen Sie es so nach vorn, dass im Rücken ein Hohlkreuz entsteht.
- Dann kippen Sie es wieder zurück, sodass der Rücken ganz gegen die Unterlage gedrückt wird.
- Im fließenden Wechsel kippen Sie das Becken vor und zurück.
- Nach 30 Sekunden wechseln Sie die Beckenrichtung. Jetzt kippen Sie das Becken auf die rechte und linke Körperseite. Bewegen Sie es dabei ganz sanft über das Kreuzbein hinweg zur rechten und dann zur linken Gesäßhälfte.
- Nach 30 Sekunden halten Sie inne und beginnen nun, mit dem Becken zu kreisen.
- Beschreiben Sie einen liegenden Kreis in eine Richtung, so als ob Sie ein Ziffernblatt am Kreuzbein angebracht hätten und jetzt die einzelnen Ziffern „abtasten". Nach weiteren 30 Sekunden kreisen Sie in die andere Richtung.
- Dann strecken Sie die Beine aus und entspannen sich.

Wirkung der Übung:

- Beweglichkeitsförderung der Wirbelsäule und des Beckens
- Linderung von Kreuz- und anderen Rückenschmerzen
- Hilfe bei Menstruations- und Eisprungbeschwerden
- Aktivierung des Beckenbodens

Atemübungen

Die Atemübungen haben im Yoga einen sehr großen Stellenwert, denn sie dienen nicht nur der Erholung, der Entspannung und der Nervenberuhigung, sondern sorgen auch dafür, dass der Körper ausreichend mit Sauerstoff versorgt wird, sein gesamtes Atemvolumen entfalten kann und vitalisiert wird. Auf diese Weise wirken die Atemübungen wie eine kleine Verjüngungskur, die Leib und Seele gut tut. Ein weiterer Vorteil der Yoga-Atemübungen ist die positive Beeinflussung der Psyche, da schon während des Übens Gelassenheit, innerer Friede und emotionales Gleichgewicht einkehren können. Allein durch die Atemübungen lassen sich viele körperliche wie auch seelische Beschwerden und Belastungen lindern und sogar lösen. Alle Atemübungen sind auch Atemmeditationen. Sie veranlassen das Gehirn, in einen entspannten Bewusstseinszustand zu wechseln und sich zu regenerieren.

Die Atemübungen werden überwiegend im Sitzen ausgeführt. Wer die eine oder andere Übung im Liegen ausprobieren will, kann dies gerne tun. Vor allem die erste Übung eignet sich besonders zum Hinlegen. Wenn Sie sich hinlegen, dann grätschen Sie leicht die gestreckten Beine und lassen die Arme ebenso gestreckt im 45-Grad-Winkel vom Oberkörper entfernt liegen. Diese Haltung wird im Yoga Totenstellung genannt. Der Name wird der Haltung allerdings nicht gerecht. Denn nach dem Atmen werden Sie sich quicklebendig fühlen!

1. Planeten-Atmung (Bauchatmung)

So wird's gemacht:

- Sie setzen sich entweder bequem in einen Sessel, legen sich auf den Rücken oder sitzen aufrecht auf dem Boden. Wenn Sie sitzen, können Sie sich an die Lehne Ihres Sessels oder Stuhls oder an eine Wand lehnen. Fühlen Sie sich wohl in der Haltung.

- Legen Sie eine Hand auf den Bauch.
- Atmen Sie tief ein und aus und schicken Sie den Atemfluss direkt in den Bauch hinein.
- Während der Einatmung hebt sich der Bauch. Er wölbt sich nach vorn. Während der Ausatmung wird der Bauch wieder flach.
- Schließen Sie die Augen und konzentrieren Sie sich ganz auf den Atemfluss. Spüren Sie, wie die Luft direkt in den Bauch hinein- und wieder herausfließt. Ihre auf dem Bauch liegende Hand wirkt dabei wie ein Sensor. So können Sie dem Atemfluss besser folgen und spüren, was im Körper geschieht. Sie können auch kontrollieren, ob Sie Ihren Atem auch wirklich in den Bauch fließen lassen und nicht zum Beispiel in die Schultern hoch ziehen.
- Lassen Sie den Atem gleichmäßig fließen. Dies wird ein Weilchen dauern, aber bald werden Sie Ihren eigenen Atemrhythmus gefunden haben und ihm folgen.
- Führen Sie die Übung mindestens eine Minute lang aus. Besser ist es natürlich, mindestens fünf Minuten lang diese Atemübung zu machen.

Wirkung der Übung:
- Nervenberuhigung und Entspannung
- Lösung von schmerzhaften Zuständen, Schmerzlinderung
- Versorgung des Körpers mit Sauerstoff
- Aktivierung des Stoffwechsels

2. Weltall-Atmung (Vollatmung)
So wird's gemacht:
- Legen Sie sich auf den Boden und stützen Sie sich mit den Unterarmen am Boden auf. Ihr Oberkörper zeigt nach oben.

- Holen Sie tief Luft und lassen Sie den Atem tief in den Körper hineinfließen.
- Zuerst füllt die Atemluft den Bauch, dann fließt sie weiter in den Brustkorb hinein und erfüllt schließlich den gesamten Oberkörper bis zum Hals. Nun passt keine Luft mehr in den Körper hinein.
- Sie halten für eine Sekunde die Luft an, dann atmen Sie aus und lassen die Atemluft ebenso langsam wieder aus dem gesamten Körper fließen. Sie atmen „nach unten" hin aus – vom Hals zum Bauch.
- Zuerst fließt die Atemluft aus dem Hals-, dann aus dem Brustbereich und schließlich aus dem Bauchbereich.
- Auf diese Weise erhalten Sie ganz viel Sauerstoff.
- Führen Sie die gesamte Übung höchstens dreimal hintereinander aus. Dann reicht es. Ansonsten würde in einem zu kurzem Zeitabstand zu viel Sauerstoff in den Körper fließen und Ihnen würde schwindlig werden. Denn ein Überangebot an Sauerstoff muss erst einmal vom Körper verarbeitet werden.
- Sie werden spüren: Diese Übung wirkt wie ein Jungbrunnen.

Wirkung der Übung:
- optimale Versorgung des Körpers mit Sauerstoff
- Verjüngungsfaktor
- Energetisierung und Vitalisierung, um Stress abzubauen und leistungsfähig zu sein

3. Nasenatmung

So wird's gemacht:
- Sie sitzen bequem am Boden (mit aufgerichteter Wirbelsäule, die Sie gern mit einem Kissen im Kreuz abstützen können) oder auf einem Stuhl oder Sessel und halten mit einem Finger ein Nasenloch zu.

- Atmen Sie nun ausschließlich durch das freie Nasenloch ganz tief ein und aus.
- Atmen Sie bitte nur durch die Nase.
- Achten Sie darauf, einen ruhigen und gleichmäßigen Atemrhythmus zu finden.
- Schließen Sie die Augen während der gesamten Übung und konzentrieren Sie sich nur auf das Ein- und Ausatmen durch ein Nasenloch.
- Führen Sie die Übung mindestens eine Minute lang aus. Besser ist es, sie auf drei bis fünf Minuten auszudehnen.

Wirkung der Übung:
- Energetisierung und Vitalisierung
- Versorgung des Körpers mit Sauerstoff
- Förderung der Kreativität, Steigerung der Denk- und Merkfähigkeit, Steigerung der Konzentrationsfähigkeit
- Hilfe vor Prüfungen, Präsentationen, Konferenzen und anderen öffentlichen Auftritten

4. Wechsel-Nasen-Atmung
So wird's gemacht:
- Setzen Sie sich mit aufgerichteter Wirbelsäule wie bei Atemübung Nr. 3 beschrieben bequem auf den Boden oder auf einen geeigneten Sessel.
- Als Rechtshänder bedienen Sie sich Ihrer rechten Hand, als Linkshänder Ihrer linken Hand. Strecken Sie an einer Hand den Daumen und Zeige- und Mittelfinger aus. Zeige- und Mittelfinger liegen dabei dicht nebeneinander.

- Nun halten Sie mit dem abgespreizten Daumen eines Ihrer Nasenlöcher zu.
- Atmen Sie durch das freie Nasenloch tief aus und gleich darauf tief wieder ein.
- Dann lösen Sie den Daumen und halten mit dem abgespreizten Zeige- und Mittelfinger das andere Nasenloch zu.
- Atmen Sie wieder durch das freie Nasenloch tief aus und gleich wieder tief ein.
- Dann lösen Sie Zeige- und Mittelfinger und halten wieder das erste Nasenloch mit dem Daumen zu.
- Atmen Sie durch das freie Nasenloch tief aus und wieder ein.
- Auf diese Weise wechseln Sie die Nasenlöcher: Atmen Sie immer zuerst tief aus und dann wieder tief ein.
- Führen Sie die Übung mindestens eine Minute lang aus. Besser ist es, wenn Sie die Übung mindestens drei bis fünf Minuten lang ausführen.

Wirkung der Übung:
- Emotionale Balance und Ausgeglichenheit
- psychische Harmonisierung
- Versorgung des Körpers mit Sauerstoff
- Energetisierung und Vitalisierung
- Förderung der Konzentration

5. Kleiner Drache – Feueratmung

Während der Schwangerschaft und bei hohem Blutdruck sollten Sie diese Übung nicht ausführen!

So wird's gemacht:

- Setzen Sie sich aufrecht auf einen Stuhl oder auf den Boden und stellen Sie sich vor, Sie müssten eine Kerze ausblasen. Legen Sie zur Kontrolle eine Hand auf den Bauch.
- Formen Sie mit den Lippen einen kleinen Kreis und „pusten" Sie im schnellen Wechsel, so, als ob Sie eine Flamme ausblasen wollten.
- Während der kurzen und sehr heftigen Ausatmung, die mit dem Mund erfolgt, zieht sich die Bauchmuskulatur weit nach innen. Sie spüren diese Bewegung, weil Sie Ihre Hand auf den Bauch gelegt haben.
- Pusten Sie zunächst langsam und gleichmäßig, aber dennoch stark und kräftig. Bei jeder pustenden Ausatmung wird der Bauch kurz aktiviert.
- Nach zehn Sekunden steigern Sie das Tempo. Pusten Sie ein wenig schneller, aber immer noch rhythmisch.
- Wer möchte, kann nach weiteren zehn Sekunden noch einmal das Tempo steigern.
- Dann atmen Sie eine Minute lang ganz normal ein und aus.
- Danach versuchen Sie, die Übung noch einmal auszuführen, jetzt allerdings ausschließlich mit der Nase. Das heißt, Sie atmen ebenso kräftig durch die Nase ein und aus. Wieder wird die Bauchmuskulatur aktiviert. Spüren Sie den Unterschied zur Mundatmung.
- Da Ihnen während dieser Übung sehr warm wird, sollten Sie vorsichtig sein bei hohen Temperaturen, denn diese Übung erwärmt den Körper. Im Winter und bei nasskalten Temperaturen ist die Übung deshalb besonders zu empfehlen.

Wirkung der Übung:

- Erwärmung des gesamten Körpers
- Blutdrucksteigerung
- Abbau von Stress und negativen Emotionen, vor allem von Wut und Frust
- Aktivierung der Bauchmuskulatur
- Vitalisierung und Energetisierung

Mudras

Mudras sind bestimmte Fingerhaltungen und werden deshalb auch Finger-Yoga genannt. Das Wort kommt aus dem Sanskrit und bedeutet „Mysterium". Ein Mysterium ist eine Art Geheimnis, das seine Wirkung in Stille und meditativer Ruhe entfaltet und sich im Fall der Mudras im Aneinanderlegen der Hände und Finger offenbart. Denn Mudras stellen in einfachen Hand- und Fingerhaltungen das dar, was Menschen empfinden und in sich tragen. Fühlt sich der Mensch gestresst, so helfen die Fingerhaltungen, den Stress nach außen zu bringen und schließlich aufzulösen. Wie das genau geschieht, wird wohl weiterhin ein „Mysterium" bleiben. Tatsache ist, dass Mudras unterstützend zu den Yoga-Übungen eingesetzt werden können und ihre Wirkung über die Handreflexzonen entfalten. Zum Erholen, Entspannen, Vitalisieren und Krafttanken zwischendurch sind sie deshalb bestens geeignet.

Mudras wirken immer dann am besten, wenn sie über einen längeren Zeitraum praktiziert werden. Zwischen fünf bis fünfzehn Minuten sollten Sie für eine Mudra-Übung einplanen. Deshalb eignen sie sich hervorragend als Pausenfüller, wenn Sie zum Beispiel auf den Bus oder bei einer Behörde oder beim Arzt warten müssen. Ebenso kann zu

Hause vor dem Fernseher eine Mudra durchgeführt werden, auch wenn dann natürlich die schöne meditative Entspannung entfällt, falls Sie sich einen aufregenden Film ansehen.

Nachdem Sie eine Mudra abgehalten haben, sollten Sie immer genügend trinken!

Die folgenden Mudras haben sich im Alltag bewährt und schenken Ihnen auch schon nach fünf Minuten mehr Kraft und Energie.

1. Mudra für geistige Frische

So wird's gemacht:

- An einer Hand strecken Sie den Zeigefinger gerade nach oben in die Höhe.
- Mittelfinger, Ringfinger und kleinen Finger klappen Sie zur Handinnenfläche.
- Den Daumen dieser Hand legen Sie quer über die herunter geklappten Finger.
- Halten Sie die Mudra mindestens fünf Minuten lang.

2. Mudra zur tiefen Entspannung und zur inneren Klarheit

So wird's gemacht:

- Legen Sie an beiden Händen die Spitzen von Daumen und Zeigefinger zusammen.
- Diese beiden Kreise führen Sie dann aneinander, sodass sich beide Hände berühren.
- Dann legen Sie die Spitzen beider Mittelfinger, beider Ringfinger und beider kleiner Finger zusammen.
- Legen Sie die Hände nun in den Schoß.
- Halten Sie die Mudra fünf Minuten lang.
- Danach ist es wichtig, besonders viel zu trinken.

3. Mudra für mehr Energie

So wird's gemacht:

- Legen Sie die Fingerspitzen der Zeigefinger, der Mittelfinger, der Ringfinger und der kleinen Finger zusammen.
- Die Finger werden ein wenig auseinander gezogen, sodass die Mu-dra wie ein kleines Hausdach aussieht.
- Legen Sie die Daumenspitzen nun auf die Seiten der Zeigefinger, so- dass sie auf dem unteren Zeigefingerglied liegen.
- Halten Sie die Mudra mindestens fünf Minuten lang. Atmen Sie während dem Halten ganz gleichmäßig ein und aus und tanken Sie Energie.

4. Mudra zum Stressabbau

So wird's gemacht:

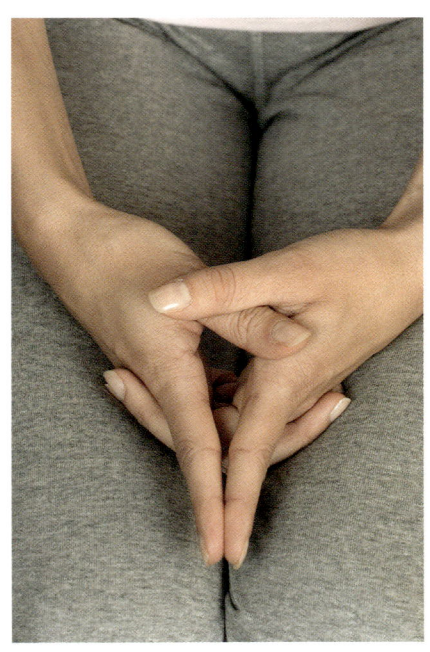

- Verschränken Sie die Finger beider Hände wie zum Gebet.
- Lösen Sie die beiden Zeigefinger aus dieser Haltung, und strecken Sie sie aus.
- Die Spitzen der Zeigefinger berühren sich jetzt.
- Halten Sie die Mudra mindestens fünf Minuten lang.
- Wenn Sie ins Schwitzen kommen sollten, so ist dies ganz normal. Ein Reinigungsprozess findet statt, der Ihnen hilft, Ballast abzuwerfen.

5. Mudra für Selbst- und Herzensliebe

So wird's gemacht:

- Legen Sie beide Handflächen aneinander und ziehen Sie die Arme an das Herz-Chakra (s. Seite 21) heran.
- Atmen Sie tief in den Brustbereich herein, um das Herz-Chakra mit Energie zu füllen. Halten Sie die Mudra fünf Minuten lang.

6. Mudra gegen seelische und körperliche Schmerzen

So wird's gemacht:

- Drehen Sie beide Hände so, dass die Handflächen zu Ihnen zeigen.
- Klappen Sie an beiden Händen die Zeigefinger in Richtung Handballen.
- Berühren Sie mit den Daumenspitzen die Spitzen von Mittel- und Ringfinger an beiden Händen. Strecken Sie die kleinen Finger aus.
- Halten Sie die Mudra wenn möglich länger als fünf Minuten.

7. Mudra für ein gesundes Rückgrat

So wird's gemacht:

- Drehen Sie die Hände so, dass die Handflächen zu Ihnen zeigen.
- Legen Sie an beiden Händen die Spitzen von Daumen, Zeigefinger und Ringfinger zusammen.
- Die Mittelfinger und die kleinen Finger werden ausgestreckt.
- Halten Sie die Mudra mindestens fünf Minuten lang.

8. Mudra für einen starken Rücken

So wird's gemacht:

- Die Handinnenflächen sind zu sehen.
- Klappen Sie an beiden Händen Mittel-, Ring- und kleinen Finger zu den Handballen.

- Strecken Sie die Zeigefinger und die Daumen aus.
- Halten Sie die Mudra mindestens fünf Minuten lang.

9. Mudra gegen Kopfschmerzen
So wird's gemacht:

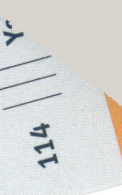

- Drehen Sie die Hände so, dass die Handinnenflächen zu Ihnen zeigen.
- Legen Sie die Ringfinger auf die Handballen unter den Daumen.
- Die Daumenspitzen berühren die Spitzen von Zeige- und Mittelfinger.
- Die kleinen Finger werden gestreckt.
- Legen Sie die Hände in den Schoß. Atmen Sie ganz ruhig und entspannt ein und aus.
- Halten Sie die Mudra mindestens fünf Minuten lang.
- Trinken Sie danach besonders viel!

10. Mudra für Ruhe und Gelassenheit
So wird's gemacht:

- Drehen Sie die Hände so, dass die Handinnenflächen zu Ihnen zeigen.
- Spreizen Sie an beiden Händen die Daumen, die Zeigefinger und die Mittelfinger ab.
- Die Ringfinger und die kleinen Finger werden auf Sie zu ausgestreckt.
- Legen Sie die Hände bequem in den Schoß.
- Halten Sie die Mudra mindestens fünf Minuten lang.

Meditation

Meditieren bringt Ruhe und Gelassenheit ins Leben. Es vitalisiert durch die Kraft der Stille. Während der Meditation können die Gedanken zur Ruhe kommen, denn sie werden auf einen Punkt fokussiert. Alle umherschweifenden Gedanken, die Unruhe und Ungleichgewicht ins Leben bringen, können während der Meditation besänftigt werden.

Leib und Seele können sich erholen, neue Kräfte tanken und dem Geist neue Impulse geben, um das Leben mit Tatkraft anzupacken. Aus diesem Grund ist die Meditation ein fester Bestandteil jedes Yoga-Trainings. Sie rundet das Bewegungsprogramm sinnvoll ab und lässt die Übungen in Stille ausklingen. Dabei hält sie sich nicht an starre Vorschriften. Somit bleibt das Meditieren ganz individuell und wird zur persönlichen Freude im Alltag.

Für Ihre Übungspraxis bedeutet dies, dass Sie jederzeit selbst bestimmen können, ob und wie lange Sie meditieren können und wollen. Manchmal reicht schon eine Minute, um kurz abzuschalten und zu sich zu kommen. Sie blicken aus dem Fenster hinaus, beobachten die Schneeflöckchen, die Bäume, die Wolken oder einen vorbeifliegenden Vogel am Himmel. Und schon kommen Ihre Gedanken zur Ruhe.

Solche Kurzmeditationen bereichern den Alltag und sind unabhängig vom sonstigen Yoga-Training immer wünschenswerte und erholsame Unterbrechungen.

Direkt im Anschluss an das Yoga-Training ist es angebracht, sich wenigstens fünf Minuten für die Meditation zu reservieren. Die folgenden Vorschläge haben sich besonders für den harmonischen Ausklang Ihres Yoga-Trainings bewährt und können natürlich von Ihnen jederzeit verändert oder ergänzt werden.

1. Meditieren mit einer Kerze

Vor allem im Winter ist die Meditation mit Kerzenlicht besonders wohltuend.

- Setzen Sie sich aufrecht im Schneidersitz auf den Boden. Im Rücken kann Sie ein Kissen abstützen. Sie können auch ein Meditationskissen oder einen Meditationshocker verwenden, damit Sie besser sitzen können.
- Legen Sie die Hände ganz locker in Ihren Schoß, und beobachten Sie mindestens fünf Minuten lang das vorher aufgestellte Kerzenlicht.
- Lassen Sie alle Gedanken, die Ihnen beim Schauen einfallen, einfach kommen und wieder gehen. Bleiben Sie mit Ihrer Aufmerksamkeit ganz bei der Kerzenflamme. Natürlich dürfen Sie jederzeit blinzeln, wenn Ihnen die Augen tränen sollten. Blicken Sie dennoch weiterhin in das Kerzenlicht.
- Wer einen Kaminofen besitzt, kann diesen ebenso zur Meditation heranziehen, denn es gibt wohl nichts Entspannenderes als den Blick in eine Feuersglut.

2. Atemmeditation

Diese Meditation können Sie im Sitzen wie auch im Liegen ausführen. Legen Sie sich dazu in die Totenstellung, d. h. ausgestreckt auf den Rücken, Arme und Beine jeweils im 45-Grad-Winkel gegrätscht. Dann legen Sie eine Hand auf den Bauch. Atmen Sie gleichmäßig in den Bauch hinein, und folgen Sie mit Ihrer Aufmerksamkeit einzig und allein dem Atemfluss. Nach ungefähr sechs Atemzügen legen Sie die Hand auf eine andere Stelle am Körper. Versuchen Sie, Ihren Atemfluss

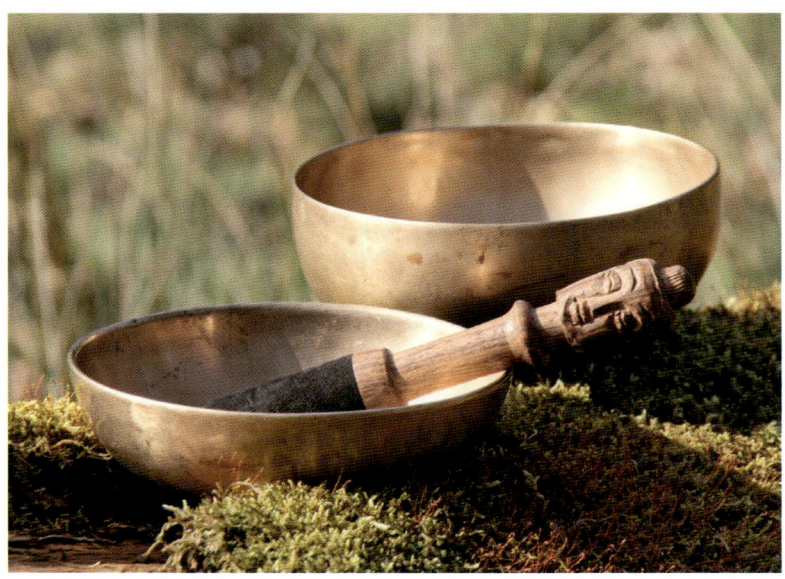

immer Ihrer Hand folgen zu lassen und dorthin zu atmen, wo Sie die Hand spüren. Nach weiteren sechs Atemzügen legen Sie Ihre Hand wieder auf eine andere Körperstelle. Auf diese Weise verfahren Sie noch einige Male.

3. Klangmeditation

Besonders wohltuend ist das Hören von Klängen. Diese Klänge sollten entspannend und ruhig sein. Besorgen Sie sich deshalb entsprechende CDs. Wichtig ist dabei, dass die Klänge einfach und nicht allzu melodiös oder anregend sind. Am schönsten klingen Klangschalen, Gongs, Windspiele oder Zimbeln. Aber auch Naturtöne verwöhnen Leib und Seele. Eine CD mit Meeresrauschen, Vogelgezwitscher, Regentropfen oder Windrauschen beruhigt die Sinne und erfrischt den Geist.

Legen Sie die entsprechende CD ein und lauschen Sie im Sitzen oder Liegen den Klängen.

4. Bildbetrachtung

Besitzen Sie schöne Fotos, Postkarten oder Kalenderbilder? Oder gibt es in Ihrem Haushalt sogar selbst gemalte Kunstwerke? Die Bildbetrachtung eignet sich ebenso für eine Meditation wie das Hören von Klängen. Bei der Bildbetrachtung können Sie sich ein Motiv heraussuchen, das Ihre Sinne beruhigt, Ihnen Wohlbefinden schenkt und Ihre Stimmung hebt. Versinken Sie dann ganz und gar im Anblick dieses Bildes.

Ich selbst liebe zum Beispiel Fotos von blühenden Bäumen, von türkisfarbenem Meer und weißen, endlosen Stränden.

5. Wort-Meditation (Mantra-Meditation)

Auch diese Art der Meditation kann sehr erquickend sein. Dabei suchen Sie sich ein Wort aus, das für Sie eine ganz besondere Bedeutung hat. Zumeist sind dies positive Worte, die im Zuhörer ein angenehmes Gefühl erzeugen. Im Yoga nennt man diese Worte Mantras. Sie sind sozusagen „heilige Worte und Klänge", die Gutes bewirken und schöpferische Impulse freisetzen. Dabei wird das Wort oder Mantra laut gesprochen oder intoniert. Probieren Sie es aus! Suchen Sie sich Worte aus wie zum Beispiel Freude, Liebe, Glück, Wohlgefühl, Gesundheit, Entspannung, Kraft oder Vertrauen. Sprechen Sie diese Worte rhythmisch immer wieder laut oder murmeln Sie sie wie ein Gebet vor sich hin. Das klassische Mantra aus dem Yoga ist das „Om". Dieser Urlaut bedeutet, dass alles mit allem verbunden ist: das Körperliche mit dem Seelisch-Geistigen, das Himmlische mit dem Irdischen, das Männliche mit dem Weiblichen, das Göttliche mit dem Menschlichen. Wenn Sie das Om sprechen, werden Sie sich sicher und geborgen fühlen. Und all Ihre Probleme werden Ihnen nicht mehr ganz so wichtig erscheinen.

So hilft die Wortmeditation, wieder ganz bei sich selbst anzukommen, die eigene innere Mitte zu finden und sich selbst zu lieben.

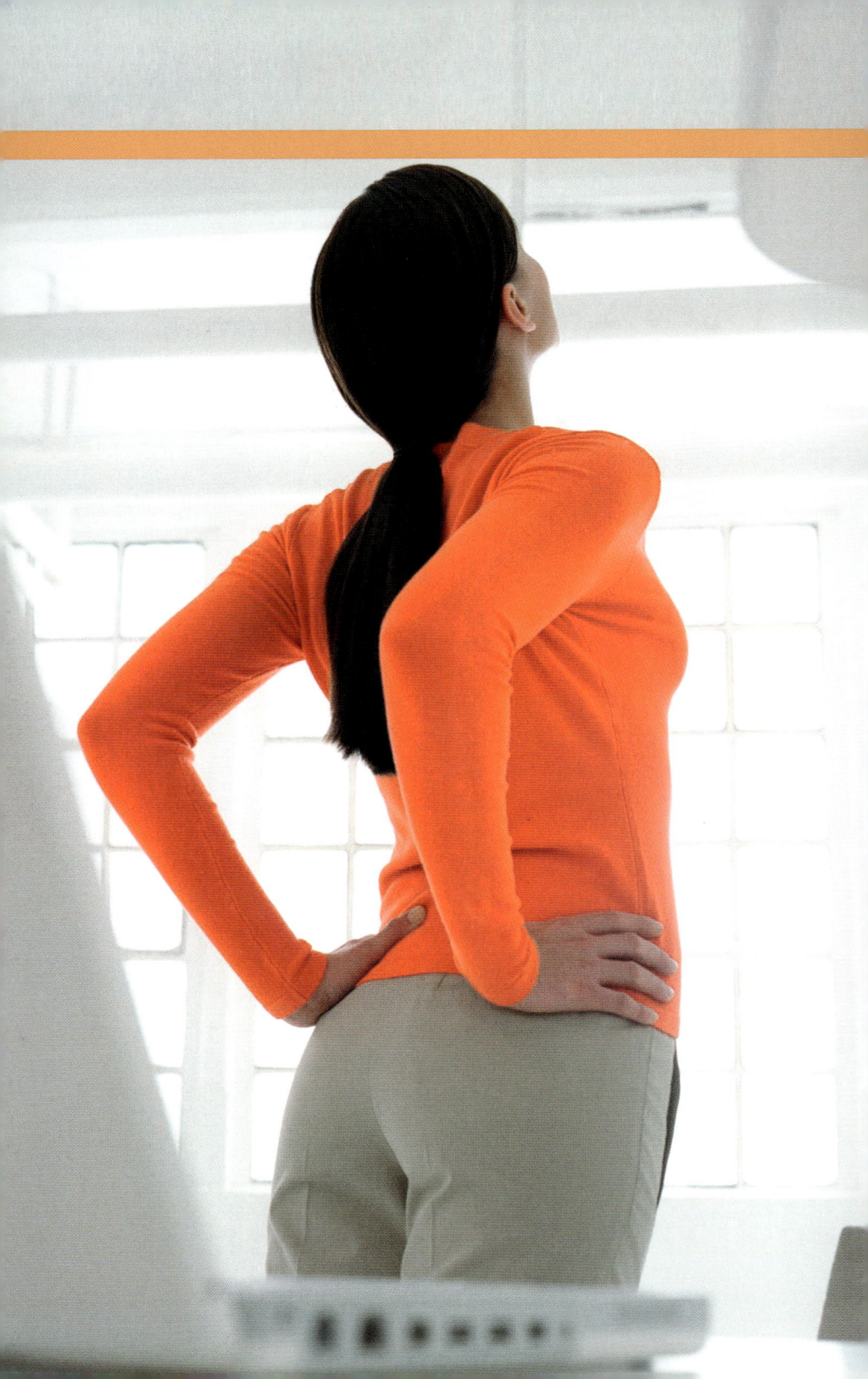

Yoga im Alltag

Mit Yoga kommen Sie gut durch Ihren Alltag. Ob Beschwerden oder Probleme – Yoga hilft Ihnen sanft und zuverlässig zugleich.

Yoga im Büro

Keine Zeit für Yoga? Weil Sie arbeiten müssen? Diese Ausrede gilt nicht mehr! Denn Yoga können Sie ganz leicht in Ihren Alltag einbauen und sich somit auch am Arbeitsplatz immer schnell und unkompliziert helfen. Wer eine Bürotätigkeit ausübt, wird oftmals von Kopfschmerzen, Nacken- und Schulterproblemen geplagt. Durch das lange Sitzen schleichen sich ganz schnell Rückenverspannungen ein, denen Sie jetzt aber sofort entgegenwirken können – und das sogar von Ihrem Bürostuhl aus.
Zahlreiche Übungen und Tipps stehen Ihnen dafür zur Verfügung.

Übungen am Arbeitsplatz

Die Übungen am Arbeitsplatz können alle auf einem Bürostuhl ausgeführt werden. Sie sorgen dafür, dass Rücken, Schultern und Nacken entspannen können und Erschöpfungsphasen schnell überwunden werden. Besonders eignen sich die Übungen in der Mittagspause und nach anstrengenden Verhandlungen oder Sitzungen. Unterstützen können Sie den positiven Effekt der Übungen, indem Sie immer für genügend Sauerstoff sorgen, die Räume Ihres Arbeitsplatzes gut lüften und besonders viel trinken.
Dabei zählt Kaffee nicht zu den unterstützenden Getränken. Kaffee sollte immer als kleine Besonderheit genossen werden. Zum Durst-

löschen und zur optimalen Nährstoffversorgung des Körpers ist Mineralwasser – ruhig mit einem Schluck Saft – immer noch die beste Alternative.

Wer enge Kleidung und Gürtel trägt, sollte die obersten Knöpfe und die Gürtelschnalle lösen. Aus hochhackigen Schuhen sollten Sie während der Übungen ebenso schlüpfen. So haben Sie mit den Füßen einen guten Halt am Boden. Seien Sie bitte vorsichtig mit allzu wackeligen Bürodrehstühlen auf Rollen, die auf einem rutschigen Boden stehen! Ein wenig Stabilität ist auf jeden Fall nötig. Wechseln Sie gegebenenfalls den Stuhl, sodass Sie einen sicheren Halt während der Übungen haben.

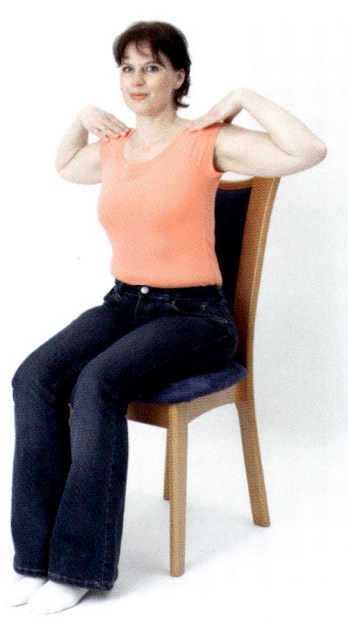

1. Libellenflügel

So wird's gemacht:

- Sie sitzen auf Ihrem Bürostuhl und stellen beide Füße parallel auf den Boden.
- Richten Sie die Wirbelsäule auf.
- Legen Sie beide Handflächen auf die Schultern. Stellen Sie sich vor, Sie sind eine Libelle, die zum Flug ansetzt und die Flügel ausbreitet.
- Drücken Sie nun beide Schultern so weit wie möglich nach hinten Atmen Sie dabei aus.
- Während der Einatmung ziehen Sie die Schultern nach vorn und bringen die Ellenbogen zusammen.

- Während des nächsten Ausatmens drücken Sie die Schultern wieder ganz nach hinten.
- Wiederholen Sie die Übung im fließenden Wechsel ganz dynamisch mindestens 30 Sekunden lang. Folgen Sie dabei dem Rhythmus Ihres Atems.
- Dann schütteln Sie kurz die Arme aus.
- Atmen Sie tief ein und heben Sie ganz bewusst die Schultern so weit wie möglich nach oben.
- Dann atmen Sie aus und senken die Schultern so weit wie möglich.
- Wiederholen Sie auch diese Variante ganz dynamisch mindestens 30 Sekunden lang.
- Zum Schluss kreisen Sie mit den Schultern, zuerst nach hinten (das ist einfacher) und dann nach vorn (das ist etwas schwieriger), insgesamt 30 Sekunden lang.
- Danach atmen Sie kräftig ein und aus und beenden die Gesamtübung.

Wirkung der Übung:
- Löst Verspannungen im Schulter- und Nackenbereich, sowie rund um die Brustwirbelsäule

2. Palme
So wird's gemacht:
- Sie sitzen aufrecht auf dem Bürostuhl.
- Die Beine stehen parallel, die Füße sind auf dem Boden.
- Verschränken Sie die Finger wie zum Gebet und ziehen Sie die Arme nach vorn.
- Dann führen Sie die Arme gestreckt über den Kopf. Die Finger bleiben verschränkt.

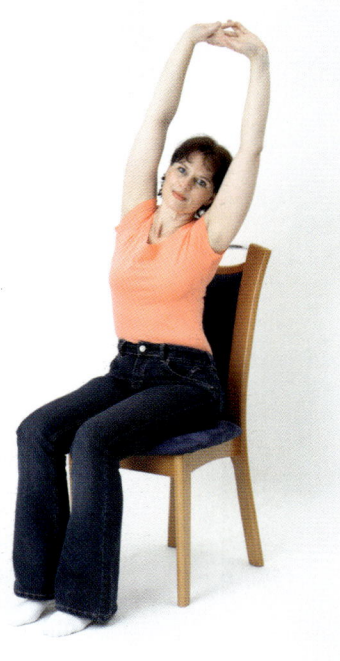

- Drehen Sie die Handflächen so, dass sie nach oben zur Zimmerdecke zeigen.
- Strecken Sie sich nun ganz weit aus. Führen Sie dabei die Arme mal auf die rechte, mal auf die linke Körperseite. Beugen Sie dabei den Oberkörper leicht nach rechts und nach links.
- Nach 30 Sekunden lösen Sie die Finger, nehmen die Arme herunter und schütteln sie aus.

Wirkung der Übung:
- Dehnung im Oberkörper und in den Rückenmuskeln
- Seitendehnung
- Lockerung im Schultergelenk

3. Baumstamm

So wird's gemacht:
- Setzen Sie sich aufrecht auf die vordere Kante Ihres Stuhls.
- Die Beine stehen parallel, die Füße sind auf dem Boden.
- Greifen Sie mit der rechten Hand seitlich nach hinten an die rechte Stuhlkante.
- Strecken Sie den linken Arm nach oben über den Kopf.
- Beugen Sie den Oberkörper mit dem gestreckten Arm auf die rechte Seite.
- Stützen Sie sich dabei mit der rechten Hand an der Stuhlkante ab.

- Atmen Sie aus.
- Dann lösen Sie die Position und richten sich auf. Atmen Sie ein.
- Stützen Sie sich mit der linken Hand seitlich an der linken Stuhlkante auf.
- Strecken Sie den rechten Arm nach oben über den Kopf, und beugen Sie den Oberkörper nach links. Atmen Sie aus.
- Während der Einatmung lösen Sie die Position.
- Wiederholen Sie die Übung im fließenden Wechsel Ihres Atemrhythmus mindestens 30 Sekunden lang.

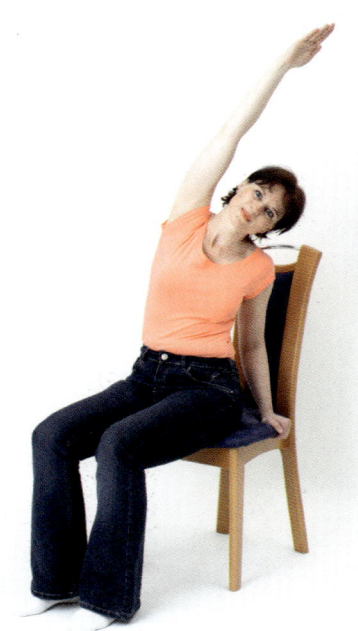

Wirkung der Übung:
- Dehnung der Körperseiten
- Entspannung und Dehnung der Rückenmuskulatur

4. Einhorn
So wird's gemacht:
- Setzen Sie sich aufrecht quer auf Ihren Stuhl. Die Stuhllehne zeigt dabei zur Seite.
- Die Beine sind parallel, die Füße stehen – ebenfalls parallel – auf dem Boden.
- Verschränken Sie hinter Ihrem Rücken die Arme und ziehen Sie die Arme so weit Sie können gestreckt nach hinten.

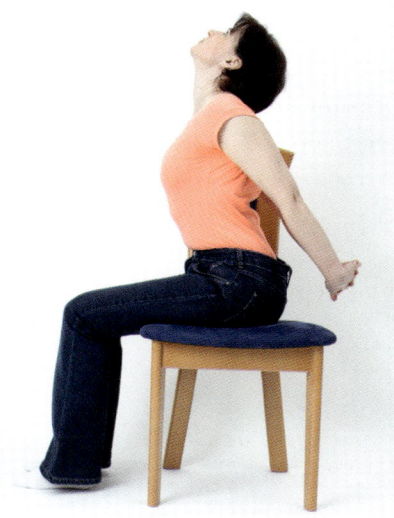

- Legen Sie vorsichtig den Kopf in den Nacken und öffnen Sie leicht den Mund, um den Hals nicht zu überdehnen.
- Halten Sie die Position ungefähr 30 Sekunden.

Wirkung der Übung:
- befreit die Schulter- und Nacken-region und wirkt Nacken- und Kopfschmerzen entgegen
- dehnt die Armmuskulatur
- hilft beim Abbau von Rückenver-spannungen

5. Geflügeltes Pferd

So wird's gemacht:
- Setzen Sie sich aufrecht auf die äußere Kante des Stuhls.
- Die Beine stehen parallel, die Füße sind am Boden.
- Strecken Sie beide Arme hinter den Körper.
- Atmen Sie ein, gehen Sie leicht ins Hohlkreuz und legen Sie den Kopf mit leicht geöffnetem Mund vorsichtig in den Nacken.
- Atmen Sie aus, führen Sie die Arme am Körper vorbei, bis sie nach vorn zeigen, und runden Sie den Rücken.
- Atmen Sie wieder ein und begeben Sie sich in die Hohlkreuzposi-tion mit dem Kopf im Nacken.
- Dann atmen Sie aus, runden den Rücken und bringen die Arme nach vorn.
- Führen Sie die Übung mindestens 30 Sekunden lang aus.

Wirkung der Übung:
- Beweglichkeitsförderung der Wirbelsäule
- Entspannung und Entkrampfung der Rückenmuskeln
- hilft gegen Kreuzschmerzen und Problemen im Lendenwirbel-bereich
- löst Verspannungen im Schulter- und Nackenbereich
- beugt Kopfschmerzen vor
- wirkt lindernd bei bestehenden Kopfschmerzen

6. Drehsitz
So wird's gemacht:
- Setzen Sie sich aufrecht auf die äußere Kante Ihres Bürostuhls.
- Die Beine stehen parallel, die Füße sind auf dem Boden.
- Drehen Sie sich nun mit dem Oberkörper auf die rechte Seite.
- Legen Sie gleichzeitig den linken gestreckten Arm so, dass Sie mit der linken Hand die Seite des rechten Knies berühren.
- Mit der rechten Hand halten Sie sich an der rechten Stuhlkante fest.
- Versuchen Sie, über die rechte Schulter zu schauen.
- Wenn Sie möchten, können Sie die Übung intensivieren, indem Sie mit der rechten Hand oben auf die Stuhllehne greifen.
- Halten Sie die Position mindestens 30 Sekunden.
- Dann lösen Sie die Haltung und drehen sich auf die andere Seite. Legen Sie dazu den rechten Arm gestreckt an die Seite des linken Knies und halten Sie sich mit der linken Hand an der Stuhlkante oder -lehne fest.
- Nach 30 Sekunden lösen Sie die Haltung. Spüren Sie bitte auch den Unterschied der beiden Positionen. Oftmals ist die eine Körperseite dehnbarer als die andere. Versuchen Sie, diesen Unterschied mit-hilfe dieser Übung auszugleichen.

Wirkung der Übung:
- Drehung im Lenden- und Halswirbelbereich, dadurch besserer Abtransport von Stoffwechselabfallprodukten
- Lösung von Rücken- und Nackenverspannungen

7. Erwachende

So wird's gemacht:
- Setzen Sie sich aufrecht ganz nach hinten auf Ihren Stuhl, sodass Sie nahe der Lehne sitzen.
- Grätschen Sie die Beine.
- Strecken Sie das rechte Bein gerade aus.
- Legen Sie die linke Hand an die Stuhlkante, und zwar direkt ans gestreckte Bein. Mit dieser Hand stützen Sie sich ab.
- Den rechten Arm legen Sie gestreckt auf das rechte gestreckte Bein und dehnen so weit nach vorn, wie es Ihnen möglich ist. Die Handfläche zeigt nach unten und liegt direkt auf dem Bein.

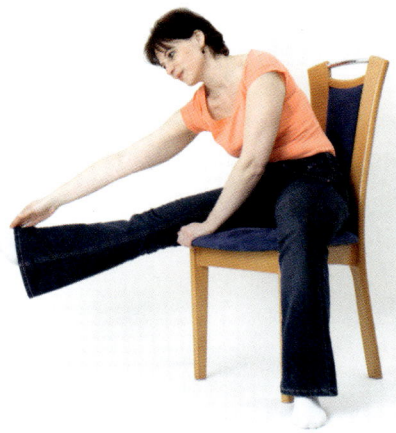

- Halten Sie die Position mindestens 30 Sekunden lang.
- Dann lösen Sie die Haltung und wechseln auf die andere Körperseite. Sie strecken also das linke Bein aus und legen die rechte Hand an die Stuhlkante zum Abstützen.
- Den linken Arm legen Sie gestreckt auf das linke Bein.

- Die Übung können Sie intensivieren, indem Sie sich nicht an der Stuhlkante abstützen, sondern diesen Arm ganz gerade nach oben in die Höhe strecken, sodass die Finger zur Zimmerdecke zeigen.

Wirkung der Übung:
- Dehnung der Beinmuskeln
- Hilfe bei schweren Beinen
- Seitendehnung und Taillenformung
- Hilfe bei Rückenbeschwerden

8. Kleine Kobra

So wird's gemacht:
- Für diese Übung benötigen Sie einen Tisch.
- Schieben Sie Ihren Stuhl ein wenig vom Tisch zurück.
- Ihre Beine stehen parallel, die Füße sind am Boden.
- Beugen Sie den Oberkörper nach vorn in Richtung Tischkante, sodass Ihr Kopf über die Tischkante zeigt.
- Stützen Sie sich jetzt mit beiden Armen auf der Tischkante ab. Dazu stellen Sie die Hände seitlich am Körper auf dem Tisch ab. Die Fingerspitzen zeigen nach vorn.
- Legen Sie nun sanft den Kopf in den Nacken und öffnen Sie leicht den Mund.
- Halten Sie die Position mindestens 30 Sekunden lang.

Wirkung der Übung:
- Lösung von Verspannungen im Nacken- und Schulterbereich
- Lösung von Kopfschmerzen
- Aktivierung der Brust- und Rücken- muskulatur

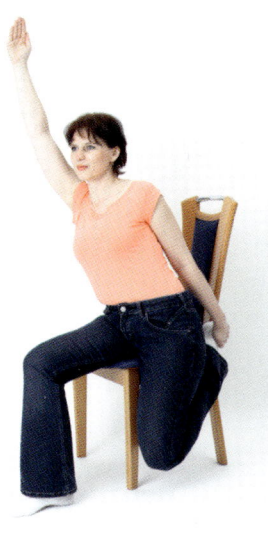

9. Statue

So wird's gemacht:

- Setzen Sie sich aufrecht auf die äußere Stuhlkante. Rutschen Sie dabei noch etwas nach rechts, sodass Sie nur noch mit der linken Gesäßhälfte auf der Kante sitzen.
- Ziehen Sie mit der rechten Hand den rechten Fuß nach hinten in Richtung rechte Gesäßhälfte.
- Wer möchte, kann jetzt noch den linken Arm gerade nach oben strecken.
- Halten Sie die Position mindestens 30 Sekunden lang.
- Dann wechseln Sie die Körperseite, rutschen auf die rechte Gesäßhälfte und ziehen den linken Fuß zum Gesäß heran.

Wirkung der Übung:

- Dehnung der Oberschenkel
- Entspannung im Hüftgelenk
- Seitendehnung

10. Kleines Krokodil

So wird's gemacht:

- Für diese Übung benötigen Sie wieder einen Tisch.
- Rücken Sie Ihren Stuhl ein wenig vom Tisch weg. Der Stuhl steht direkt und gerade vor dem Tisch.
- Setzen Sie sich ganz nach hinten zur Stuhllehne hin.

- Grätschen Sie die Beine.
- Ziehen Sie das rechte Bein zu sich auf den Sitzplatz hoch, und stellen Sie den Fuß auf den vorderen Teil des Sitzes. Der Fuß grenzt an den Oberschenkel des linken Beins.
- Strecken Sie die Arme und legen Sie sie oben auf die Tischkante. Die Handflächen zeigen nach unten.
- Legen Sie nun den Kopf auf die Tischplatte, und drehen Sie ihn so, dass Sie mit dem rechten Ohr, gleichsam zum Horchen, auf der Tischplatte liegen.
- Halten Sie die Position mindestens 30 Sekunden lang.
- Lösen Sie diese Position, und wechseln Sie die Körperseite. Ziehen Sie dazu das linke Bein auf den Sitz zu sich heran. Beim Ablegen des Kopfes legen Sie sich aufs linke Ohr.

Wirkung der Übung:
- Drehung im Lenden- und Halswirbelbereich, dadurch besserer Abtransport von Stoffwechselabfallprodukten
- Lösung von Rückenbeschwerden
- Dehnung der Oberschenkelinnenseiten und im Hüftgelenk

Weitere Übungen auf dem Bürostuhl

Zu diesen Übungen gehört zum Beispiel das Kreisen der Hand- und Fußgelenke. Einmal stündlich sollten Sie sich jeweils eine Minute für Ihre Hände und Füße reservieren. Strecken Sie jeweils ein Bein aus und kreisen Sie mit den Füßen. Strecken Sie anschließend die Fußspitzen und ziehen Sie sie an den Körper heran. Sie dehnen somit die Waden, beugen Krampfadern vor, entlasten die Venen und beugen so Thrombosen vor.

Wer lange an der Bildschirmtastatur arbeitet, sollte seinen Händen ebenso eine Pause und etwas Entspannung gönnen. Ballen Sie die Hände zu Fäusten, spreizen Sie die Finger, und kreisen Sie in den Handgelenken.

Wichtig ist es darüber hinaus, Ihre Augen regelmäßig zu entspannen. Im Yoga gibt es dafür eine sehr schöne Augenübung. Sie rollen die Augäpfel nach rechts und nach links, blicken nach oben und nach unten (aber nur mit den Augen, nicht mit dem ganzen Kopf!). Zum Schluss legen Sie die Hände über die Augen, schließen sie und entspannen das ganze Gesicht.

Besonders wohltuend ist es außerdem, wenn Sie sich immer wieder selbst massieren. Dazu legen Sie eine Hand in den Nacken und kneten die verspannten Muskelpartien sanft durch. Wechseln Sie anschließend die Seite.

Gegen Kreuzschmerzen ist es ratsam, jede halbe Stunde mit dem Becken zu kreisen. Schaukeln Sie Ihr Becken sanft über den Stuhl vor und zurück, und wechseln Sie von der rechten auf die linke Gesäßhälfte und wieder zurück. Zu Schluss lassen Sie Ihr Becken über den Stuhl kreisen. Sie können sich dabei ganz entspannt mit den Händen am Tisch festhalten.

Yoga-Übungen bei Beschwerden

Wie Sie im Kapitel über die Chakren schon erfahren haben, beeinflussen die Energiezentren am Körper die Gesundheit. Jedem der sieben Haupt-Chakren wird ein körperlicher Bereich zugeordnet. Mithilfe der Yoga-Übungen werden alle Körperbereiche mit zusätzlicher Energie versorgt, sodass im Laufe der Zeit Beschwerden abklingen oder sich ganz auflösen.

Yoga allein kann allerdings keine Wunder bewirken. Es regt die Selbstheilungskräfte an, reguliert den Hormonhaushalt, energetisiert den Körper und harmonisiert das Nervensystem. Dadurch können besonders psychosomatische Beschwerden gelindert werden, die auf zu viel Stress, auf außergewöhnliche seelische Belastungen, auf ungesunde Gewohnheiten und auf einen kräftezehrenden Alltag zurückzuführen sind.

Nach schweren Erkrankungen und nach Operationen helfen Yoga-Übungen, um wieder schneller auf die Beine zu kommen. Der Heilungsprozess wird positiv beeinflusst, der Körper wirksam mit aufbauender Energie versorgt.

||| WICHTIG ZU WISSEN

Alle in diesem Buch beschriebenen Yoga-Übungen wirken gemeinsam! Das heißt, dass Yoga seine Heilwirkung nicht allein durch die Anwendung einer einzigen Übung entfaltet. Erst das komplexe und regelmäßige Üben unterstützt die Selbstheilungskräfte und lindert Beschwerden.

Für Sie bedeutet dies, dass Sie bei konkreten Beschwerden stets das gesamte Yoga-Programm ausführen sollten. Natürlich nicht alle Übungen, aber auf jeden Fall einige Übungen der Aufwärmphase und aus dem Grundübungsprogramm. Und danach je nach aktuellem Gesundheitsstand noch weitere Übungen aus dem großen Yoga-Programm.

Fragen Sie Ihren Arzt

Bitte ziehen Sie bei Beschwerden, Schmerzen und Erkrankungen immer Ihren Arzt zu Rate. Er ist und bleibt Ihr Ansprechpartner. Yoga ersetzt keine medizinische und therapeutische Behandlung, sondern wirkt lediglich ergänzend zur Schulmedizin und anderen alternativen Heilmethoden.

Wie wirkt Yoga unterstützend bei der Selbstheilung?

Neueste Studien haben ergeben, dass Yoga nicht nur im Alltag hilfreich eingesetzt werden kann, sondern dass es vor allem nach schweren Erkrankungen unterstützend wirkt.

Wir empfehlen Yoga zum Beispiel unseren Brustkrebspatientinnen, um die Strapazen einer Chemotherapie besser zu verkraften und um sich nach der Behandlung zur Selbstfindung auf einen neuen Weg zu machen.

Yoga wirkt hervorragend bei depressiven Verstimmungen, Unruhezuständen, Hormonschwankungen, zur Vorbereitung auf die Entbindung, zum Verarbeiten und Lösen von Ängsten und anderen psychosomatischen Beschwerden und Befindlichkeitsstörungen.

Therapeutisches Yoga im Überblick

- regt die Selbstheilungskräfte an
- wirkt ausgleichend auf das Hormonsystem
- wirkt ausgleichend auf biochemische Stoffwechselvorgänge, unterstützt den Zellstoffwechsel
- hilft dem Körper, schmerzstillende Hormone freizusetzen
- beruhigt das vegetative Nervensystem
- löst muskuläre Verspannungen und innere Verkrampfungen
- versorgt den Körper ausreichend mit Sauerstoff

Übersicht der Beschwerden, bei denen Yoga therapeutisch wirkt

1. In der Frauenheilkunde:

- bei Menstruationsbeschwerden und Eisprungschmerzen
- bei Zyklus- und Hormonstörungen
- bei hormonellen Schwankungen, wie zum Beispiel während der Pubertät, der Schwangerschaft, der Stillphase oder der Wechseljahre
- nach Krebserkrankungen während der Genesungs- und Rehabilitationsphase
- bei psychosomatischen Unterleibsbeschwerden oder diffusen Schmerzen
- begleitend während der Sterilitätsbehandlung

Besonders zu empfehlende Übungen:
- Atemübungen (außer der Feueratmung – Kleiner Drache – während der Wechseljahre, weil Ihnen dabei zusätzlich warm wird)
- Aufwärm- und Grundübungen
- Übungen zur Beweglichkeitsförderung und zur Steigerung der Geschmeidigkeit
- Mudras
- Meditationen

2. Bei Herz-Kreislauf-Beschwerden:

- bei niedrigem Blutdruck
- bei hohem Blutdruck
- bei nervösen Herzbeschwerden
- bei Unruhe und Herzrasen

Besonders zu empfehlende Übungen:

- Aufwärmübungen und Feueratmung besonders bei niedrigem Blutdruck
- Atemübungen (außer Feueratmung) besonders bei hohem Blutdruck
- Grundübungen
- Mudras
- Meditationen

3. Bei psychosomatischen Beschwerden:

- bei depressiven Verstimmungen
- bei stressbedingter Erschöpfung
- beim chronischem Müdigkeitssyndrom
- bei innerer Unruhe und Schlaflosigkeit
- bei nervösen Verdauungsbeschwerden

Besonders zu empfehlende Übungen:

- Aufwärmübungen
- Grundübungen
- Atemübungen
- Mudras
- Meditationen

4. Bei Erkrankungen und Beschwerden des Bewegungsapparates und der Muskulatur:

- bei Rückenbeschwerden
- bei Spannungskopfschmerzen
- bei Knochenabbau und Osteoporose
- bei Gelenkserkrankungen

- zum Aufbau der Muskulatur
- zum Fettabbau
- zur Gewebestraffung

Besonders zu empfehlende Übungen:
- Aufwärmübungen
- Grundübungen
- Übungen für einen starken Rücken
- Übungen für starke Bauchmuskeln
- Übungen für eine gute Haltung
- Übungen für die allgemeine Muskelkräftigung
- Übungen für Beweglichkeit und Geschmeidigkeit

5. Zur Immunstärkung:
- bei leichten Erkältungskrankheiten
- bei leichten Allergien
- während der Genesungsphase
- nach Diät- und Fastenzeiten
- zur Vitalisierung

Besonders zu empfehlende Übungen:
- das gesamte Yoga-Programm

Kontraindikationen

Während schweren Infektionserkrankungen, Fieberschüben, akuten und sehr starken Schmerzzuständen können Sie mithilfe der Atemübungen (außer Feueratmung), der Mudras und der Meditationen sanfte Hilfe erhalten. Ansonsten sollten alle anderen Übungen unterlassen werden!

Chakra-Yoga

Die folgenden Übungen unterstützen besonders das energetische System des Menschen und den entsprechenden Körperbereich, der dem Chakra zugeordnet ist. Wenn Sie die folgenden Übungen regelmäßig ausführen, stärken Sie präventiv den jeweiligen Körperbereich, der energetisch über das Chakra versorgt wird. Auf diese Weise erhalten Sie immer genügend Energie, um bis ins hohe Alter hinein vital und energiegeladen zu sein, Krankheiten schnell zu überstehen und mit Leib und Seele immer wieder ins Gleichgewicht zu kommen.

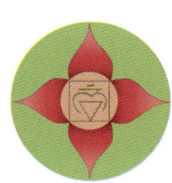

Übungen für das Wurzel-Chakra

Diese Übungen stärken das Wurzel-Chakra und beugen Erkrankungen vor, die die Beine und die Füße, den Dickdarm, die Knochen und die Zähne betreffen. Die Feueratmung aktiviert zusätzlich das Wurzel-Chakra.

1. Beinübungen

So wird's gemacht:

- Legen Sie sich auf den Rücken und strecken Sie die Beine aus.
- Strecken Sie nun ein Bein gerade nach oben und bewegen Sie den Fuß. Kreisen Sie mit dem Fuß, ziehen Sie die Fußspitze zu sich heran und strecken Sie die Fußspitze wieder aus.
- Dann wechseln Sie die Seite und strecken das andere Bein nach oben. Wiederholen Sie die Übung.
- Ziehen Sie anschließend das Knie zu sich an den Körper heran.
- Heben Sie den Oberkörper und versuchen Sie, das Knie an Ihre Nase zu bringen.
- Dann wechseln Sie die Seite und ziehen das andere Knie an den Körper heran.

- Achten Sie darauf, dass Ihr Rücken immer gegen die Unterlage gedrückt wird.

Wirkung der Übung:
- kräftigt und stärkt die untere Rückenmuskulatur
- massiert die Organe im Becken
- reguliert die Verdauung
- löst Blähungen
- aktiviert die Bein- und Fußmuskeln
- sorgt für guten Venenfluss und beugt Krampfadern vor

2. Liegender Schmetterling

So wird's gemacht:
- Sie liegen auf dem Rücken und strecken zunächst die Beine aus.
- Dann legen Sie die Fußsohlen gegeneinander. Dazu müssen Sie die Beine grätschen und zum Körper heranziehen.

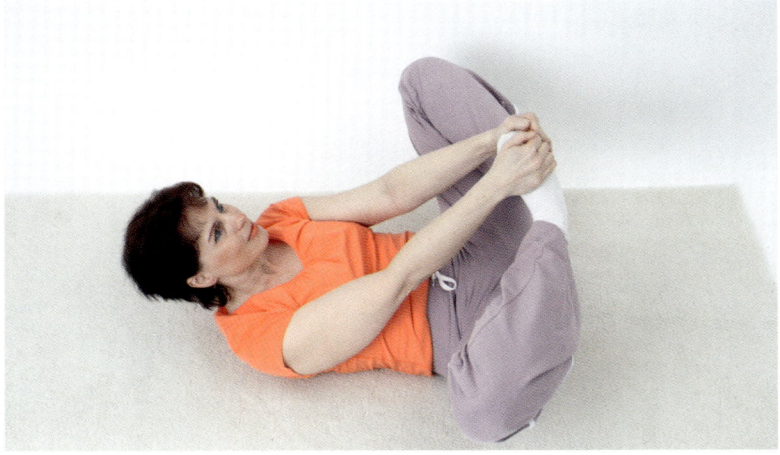

- Atmen Sie mindestens 30 Sekunden ganz entspannt in den Becken-boden hinein, d. h. in den Bereich zwischen den Beinen.
- Heben Sie den Oberkörper an, strecken Sie die Arme aus, und um-fassen Sie mit den Händen die beiden Füße. Atmen Sie dabei aus.
- Während der Einatmung legen Sie sich wieder hin.
- Heben Sie noch mindestens dreimal den Oberkörper an und umfas-sen Sie die Füße.

Wirkung der Übung:
- kräftigt und stärkt die untere Rückenmuskulatur
- massiert die Organe im Becken
- reguliert die Verdauung
- löst Blähungen
- aktiviert die Bein- und Fußmuskeln
- sorgt für guten Venenfluss und beugt Krampfadern vor

Übungen für das Sexual-Chakra (Sakral-Chakra)

Die folgenden Übungen stärken das Sexual-Chakra und somit die Funktion der Geschlechtsorgane und der Organe im Becken wie auch der Nieren, der Blase und des Kreuz-beinbereichs.

Unterstützend atmen Sie bei diesen Übungen tief in den Bauch hinein.

1. Elfe
So wird's gemacht:
- Setzen Sie sich aufrecht auf den Boden und legen Sie vor dem Kör-per die Fußsohlen zusammen.

- Atmen Sie aus und führen Sie beide Hände aufeinander zu, bis sich die Handflächen treffen.
- Führen Sie die Arme mit den zusammengelegten Handflächen über den Kopf und wiegen Sie sich leicht zur rechten und zur linken Körperseite.
- Führen Sie die Übung mindestens 30 Sekunden lang aus.

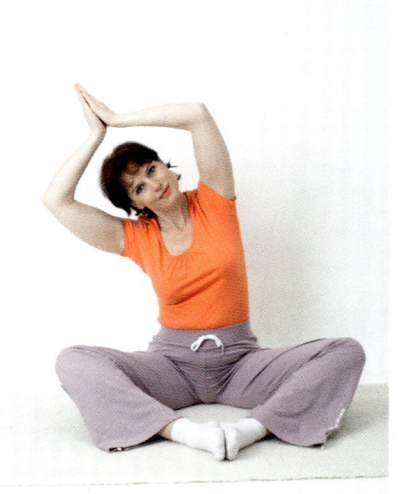

Wirkung der Übung:
- Massage der inneren Organe
- Seitendehnung
- Taillenformung

2. Schraube
So wird's gemacht:
- Legen Sie sich ausgestreckt auf den Boden. Die Arme liegen neben dem Körper, die Handflächen sind auf dem Boden.

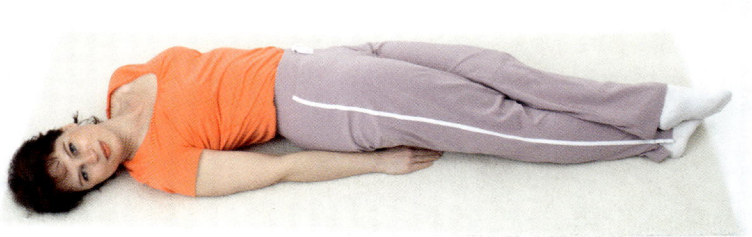

- Legen Sie die Beine übereinander. Dabei ist es gleichgültig, welches Bein oben liegt.
- Drücken Sie sich jetzt mit beiden Händen vom Boden ab und drehen Sie den Körper so, dass Sie auf der rechte Gesäßhälfte liegen. Drehen Sie den Kopf nach links.
- Wechseln Sie dann die Körperseite und legen sich auf die linke Gesäßhälfte. Den Kopf drehen Sie nach rechts.
- Wechseln Sie die Seiten mindestens 30 Sekunden lang.

Wirkung der Übung:
- Massage der inneren Organe
- Aktivierung und Entspannung im Kreuzbeinbereich

3. Beckenschaukel an der Wand

So wird's gemacht:
- Lehnen Sie sich mit leicht gebeugten Knien und mit dem Rücken an eine Wand.
- Kippen Sie Ihr Becken so, dass zwischen Wand und Rücken ein Hohlraum entsteht und Sie sich leicht im Hohlkreuz befinden. Atmen Sie dabei ein.
- Kippen Sie das Becken dann in die Gegenrichtung, sodass das Kreuzbein fest gegen die Wand gedrückt wird. Atmen Sie dabei aus.
- Wiederholen Sie die Übung in fließender Abfolge mindestens 30 Sekunden lang.

Wirkung der Übung:
- Massage der Unterleibsorgane
- Linderung von Kreuzschmerzen
- Beweglichkeit der Wirbelsäule

Übungen für das Solarplexus-Chakra

Die folgenden Übungen stärken die Mitte des Körpers und wirken besonders gut bei Beschwerden des Magen-Darm-Trakts, der Milz, der Leber, der Galle und der Bauchspeicheldrüse sowie bei Problemen im Lendenwirbelbereich, bei Nervenerkrankungen, bei Diabetes und bei Übergewicht.

Atmen Sie bei diesen Übungen unterstützend immer in den gesamten Körper. Füllen Sie alle Zellen mit Sauerstoff und Energie.

1. Rutschbahn

So wird's gemacht:

- Setzen Sie sich auf den Boden und stützen Sie sich hinter dem Körper mit den Händen auf. Die Fingerspitzen zeigen nach vorn.
- Drücken Sie nun den Oberkörper nach oben. Die Füße bleiben am Boden. Ihr Körper bildet eine Schräge.

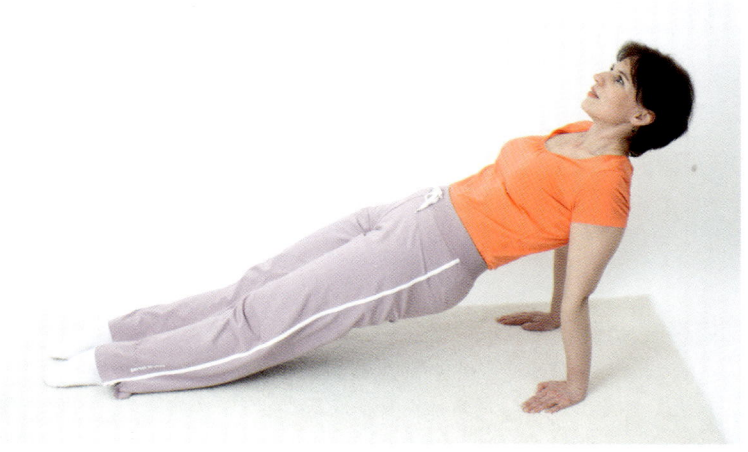

- Halten Sie die Position mindestens zehn Sekunden. Dann ruhen Sie sich aus und wiederholen die Übung noch dreimal.

Wirkung der Übung:
- Stärkung der Mitte
- Aktivierung der gesamten Muskelkraft

2. Bogen
So wird's gemacht:
- Legen Sie sich auf den Bauch und fassen Sie mit den Händen nach hinten: Umfassen Sie mit den Händen die Fußknöchel.
- Ziehen Sie beim Einatmen den Kopf und die Beine ein wenig höher (nur ein wenig, das genügt schon!).
- Während der Ausatmung lassen Sie den Oberkörper und die Beine wieder ganz sinken.
- Wiederholen Sie die Übung dreimal.

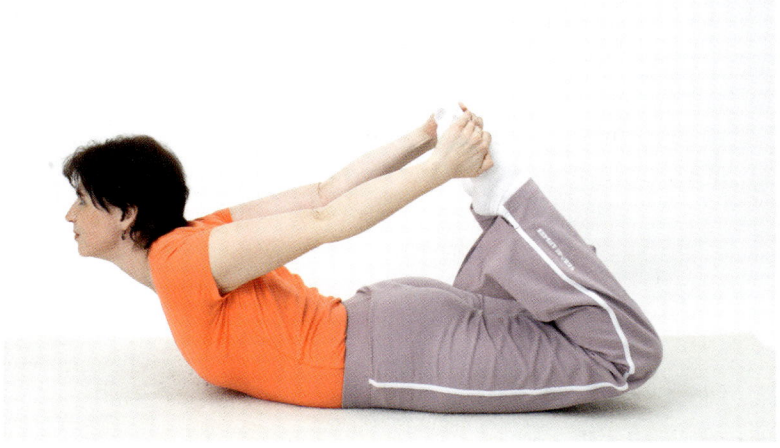

Wirkung der Übung:

- Stärkung der Mitte
- Belebung der Rückenmuskulatur
- Beweglichkeitsförderung der Wirbelsäule
- Dehnung im Bauchraum

Übungen für das Herz-Chakra

Die folgenden Übungen regulieren Beschwerden im oberen Brustbereich, Atembeschwerden und Lungenerkrankungen, nervöse Herzbeschwerden, Blutdruckprobleme, Erkältungen sowie Probleme im oberen Rücken und Schulterbeschwerden.

Atmen Sie bei diesen Übungen immer unterstützend ins Herz-Chakra.

1. Herzenskuss

So wird's gemacht:

- Setzen Sie sich auf den Boden und verschränken Sie die Hände hinter dem Rücken.
- Atmen Sie ein, und ziehen Sie die Arme weit nach hinten. Die Schultern werden dabei ebenso nach hinten gedrückt.
- Legen Sie mit leicht geöffnetem Mund den Kopf in den Nacken.
- Halten Sie diese Position mindestens zehn Sekunden.
- Dann senken Sie den Kopf wieder in die Ausgangsposition zurück und ziehen die Arme abwechselnd ein wenig nach links und nach rechts.
- Diese Variante führen Sie fließend 30 Sekunden lang aus.

Wirkung der Übung:

- Öffnung des Brustkorbs
- Energetisierung und Beweglichkeit des oberen Rückens
- Hilfe bei Schulter- und Nackenbeschwerden

2. Strömende Liebe

So wird's gemacht:

- Setzen Sie sich aufrecht auf den Boden und legen Sie beide Hand-flächen übereinander über das Herz-Chakra in der Mitte der Brust.
- Atmen Sie tief in das Herz-Chakra hinein, dann lösen Sie die Hände und führen während der Ausatmung die Arme wie einen Trichter nach vorn. Öffnen Sie den Trichter und führen Sie die Arme zu den Seiten.
- Während der Einatmung legen Sie die Hände wieder über das Herz-Chakra.
- Wiederholen Sie die Übung fließend mindestens 30 Sekunden lang.

Wirkung der Übung:

- Herzöffnung
- Energetisierung des Brustbereichs

Übungen für das Hals-Chakra

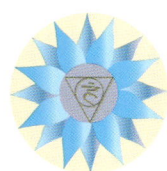
Die folgenden Übungen wirken energetisierend bei Halsbe-schwerden, Beschwerden im Halswirbelbereich, Nackenver-spannungen, Schilddrüsen- und Ohrenproblemen sowie bei Sprachstörungen, Zahnerkrankungen und Mandelentzün-dungen.
Lassen Sie bei diesen Übungen Ihren Atem in den Halsbe-reich strömen.

1. Kopfübungen

So wird's gemacht:

- Bewegen Sie ganz vorsichtig den Kopf. Legen Sie ihn in den Nacken mit leicht geöffnetem Mund. Legen Sie ihn anschließend auf die Brust.
- Beugen Sie den Kopf nach rechts und links, sodass das linke Ohr in Richtung linke Schulter gebracht wird und das rechte Ohr in Richtung rechte Schulter.
- Drehen Sie dann den Kopf, sodass Sie über die Schultern sehen können.
- Zum Schluss lassen Sie ganz sanft und vor allem langsam den Kopf in beide Richtungen kreisen.

Wirkung der Übung:

- Entspannung von Kopf und Nacken
- Energetisierung des gesamten Halsbereichs

2. Halswickel

So wird's gemacht:

- Setzen Sie sich aufrecht auf den Boden.
- Legen Sie nun die rechte Handfläche quer über den Kehlbereich. Die linke Handfläche legen Sie hinten an den Hals.
- Mit beiden Händen halten Sie jetzt den gesamten Hals.
- Atmen Sie tief in den Halsbereich hinein und spüren Sie die Wärme Ihrer Hände am Hals.
- Halten Sie die Position mindestens 30 Sekunden lang.

Wirkung der Übung:

- Energetisierung des gesamten Halsbereichs

Übungen für das Stirn-Chakra

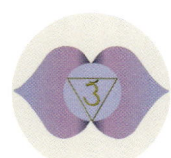

Die folgenden Übungen unterstützen die Energetisierung des Körpers bei Kopfschmerzen, Augenleiden, Seh- und Hörschwäche, Erkrankungen des Nervensystems, Nebenhöhlenentzündungen und Gehirnerkrankungen.

Atmen Sie bei diesen Übungen stets ruhig und entspannt in den gesamten Kopfbereich hinein.

1. Aktivierung des dritten Auges

So wird's gemacht:

- Setzen Sie sich aufrecht auf den Boden.
- Legen Sie an einer Hand die Daumenspitzen und die Spitzen von Zeige- und Mittelfinger zusammen.
- Diese drei zusammengelegten Fingerspitzen legen Sie direkt auf das Stirn-Chakra oberhalb Ihrer Augenbrauen in die Mitte der Stirn.
- Atmen Sie ganz bewusst in das Stirn-Chakra hinein.
- Halten Sie die Position mindestens 30 Sekunden lang.

Wirkung der Übung:

- Energetisierung des Stirnbereichs

2. Anti-Kopfschmerz-Übung

So wird's gemacht:

- Setzen Sie sich aufrecht auf den Boden.
- Legen Sie die Handwurzel einer Hand direkt auf das Stirn-Chakra. Die Fingerspitzen zeigen nach oben.
- Mit der anderen Hand massieren Sie sanft den Nacken- und Halsbereich.

- Wechsel Sie nach einer Weile die Seiten, sodass die andere Hand über dem Stirn-Chakra liegt.

Wirkung der Übung:
- Linderung von Kopfschmerzen
- Aktivierung des Stirn-Chakras
- Nackenentspannung

Übungen für das Scheitel-Chakra (Kronen-Chakra)

Diese Übungen wirken energetisierend bei Kopfschmerzen, Migräne, Nervenleiden, Immunschwäche, Krebserkrankungen, Atemstörungen, Geisteskrankheiten, Lähmungen und chronischen Erkrankungen.
Atmen Sie bei diesen Übungen in den ganzen Körper hinein, um die Wirkung zu unterstützen.

1. Mit Herz und Verstand

So wird's gemacht:
- Setzen Sie sich aufrecht auf den Boden und legen Sie eine Handfläche direkt auf das Scheitel-Chakra.
- Die andere Hand legen Sie direkt auf das Herz-Chakra.
- Atmen Sie sowohl in das Scheitel-Chakra wie auch in das Herz-Chakra hinein.
- Führen Sie die Übung mindestens eine Minute lang aus.

Wirkung der Übung:
- Verbindung von Herz und Verstand
- Aktivierung des Brust- und Kopfbereichs
- allgemeine Energetisierung

2. Bewusstheits-Mudra

So wird's gemacht:

- Setzen Sie sich aufrecht auf den Boden und verschränken Sie vor dem Körper alle Finger wie zum Gebet.
- Lösen Sie dann die kleinen Finger aus der Verschränkung, strecken Sie sie aus und legen Sie sie gegeneinander.
- Führen Sie nun die Arme mitsamt der Mudra über den Kopf, und legen Sie die Hände in der Mudra-Haltung direkt auf Ihr Scheitel-Chakra.
- Atmen Sie tief in den gesamten Körper hinein.
- Halten Sie die Position mindestens 30 Sekunden lang.
- Dann ruhen Sie sich kurz aus und wiederholen die Übung dreimal.

Wirkung der Übung:

- Energetisierung des gesamten Kopfbereichs
- bewusste Wahrnehmung, Aufmerksamkeit und Konzentration

Yoga-Rituale im Alltag

Wer mit Yoga seinen Alltag gestaltet, hat mehr vom Leben. Schon in aller Frühe fängt der Tag gleich ganz anders an. Mit Muße und Ruhe lassen sich Schwierigkeiten, Herausforderungen und anhaltende Stress-situationen meistern. Bis zum Tagesausklang gelingt es dem aktiven Yoga-Praktizierenden, überwiegend gelassen zu bleiben. Und wenn es mal zu einem aktuellen Ärgernis kommen sollte, so können Wut, Frust und Enttäuschungen leichter verarbeitet werden.

Yoga-Rituale sind kleine Wegbegleiter im Alltag. Lassen Sie diese unab-hängig vom Übungsprogramm einfach in Ihren Tagesablauf einfließen. So gewöhnen Sie sich an all die kleinen Rituale und Hilfestellungen und integrieren diese in Ihr Leben, bis sie lieb gewordene Routine geworden sind.

Sobald Sie sich an die Yoga-Rituale gewöhnt haben, werden Sie diese nicht mehr missen wollen, denn sie erleichtern und verschönern Ihnen den Tag auch dann, wenn anstrengende Zeiten vor Ihnen liegen, Sie schlechte Laune haben oder ein nasskalter und trostloser Tag nicht zu Ende gehen will.

Alle Yoga-Rituale können natürlich variiert werden. Und Sie werden feststellen, dass Sie mit der Zeit eigene liebevolle und achtsame Rituale kreieren, die die Zielsetzung des Yoga berücksichtigen und Ihnen Freude bereiten.

Yoga ist eben nicht nur ein Weg der körperlichen Gesundheit und Lebensführung, sondern auch ein Wegbegleiter auf dem gesamten Lebensweg und ein Pfad der spirituellen Seelenentwicklung. Diese Ganzheitlichkeit wird es sein, die Ihnen Hinweise gibt, Ihr Leben mit Sinn zu füllen.

Die kleinen Yoga-Rituale sind stets an Ihrer Seite. Betrachten Sie deshalb die Rituale mit Humor, einem lächelnden Inneren und einer offenen Seele. Dann kann sich ausreichend Lebensfreude auch im Alltag entfalten.

Guten-Morgen-Yoga

Der Wecker klingelt! Es ist Zeit zum Aufstehen.

Bitte springen Sie nicht gehetzt aus dem Bett, um schon während der ersten Minuten des Tages in Stress zu geraten. Lieber stellen Sie Ihren Wecker so, dass er um einige Zeit eher klingelt. Dann haben Sie genügend Zeit, in aller Ruhe den neuen Tag zu begrüßen und sich auf Ihre Aufgaben und Pflichten vorzubereiten.

Die Guten-Morgen-Atmung

Noch liegen Sie im Bett und erwachen in aller Ruhe. Atmen Sie dazu in den gesamten Körper hinein. Lassen Sie den Atemfluss in all Ihre Körperzellen fließen. Rekeln und strecken Sie sich dabei. Ballen Sie die Hände zu Fäusten, um den Kreislauf in Gang zu bringen. Ebenso wippen Sie mit den Füßen auf und ab.

Der Yoga-Herzensgruß am Morgen

Bevor Sie sich aus dem Bett erheben und den Tag beginnen, legen Sie beide Handflächen übereinander auf das Herzchakra in der Mitte des Brustbeins.

Namaste lautet der Yoga-Herzensgruß. Übersetzt heißt dieser Gruß: „Das Göttliche in mir grüßt das Göttliche in dir." Sprechen Sie laut oder in Gedanken diesen Gruß aus, und stellen Sie sich vor, lichtvolle Strahlen in die Welt zu schicken, damit sich die Welt Ihnen heute in einem besonderen Glanz zeigen und Ihr liebendes Gemüt und Ihre herzlichen Gedanken spiegeln möge. Erwarten Sie das Beste, das Schönste und Wundervollste von diesem Tag. Dann wird es sich auch zeigen, in welchen Details auch immer. Lassen Sie sich überraschen!

Yoga am Tag

Auch über den gesamten Tag verteilt kann Ihnen Yoga zur Seite stehen. Sie werden sehen, dass alles, was Sie mit Ruhe und Besinnlichkeit ausführen, Ihr Leben vertieft und Ihnen eine ganz neue Lebensqualität im Alltag schenkt.

Die Yoga-Körperhygiene

Zur Yoga-Körperhygiene gehört zum Beispiel, sich täglich innerlich und äußerlich „rein" zu halten. Dazu gehört die tägliche Körperpflege, das Baden oder Duschen ebenso wie eine regelmäßige Mundhygiene mit Zähneputzen, Zahnseide und einem Zungenschaber sowie Nasenspülungen und ein gepflegtes Erscheinungsbild. In einem gesunden, gepflegten Körper steckt ein starker Geist und umgekehrt. Verwöhnen Sie deshalb „das Haus Ihrer Seele", also Ihren Körper, mit angenehmen Stoffen, duftenden Salben, Ölen und Cremes, um lange Freude an Ihrem Aussehen zu haben, ohne dem Jugendwahn zu verfallen.

Trauen Sie sich ruhig, ganz Frau oder ganz Mann zu sein und Ihre innere Schönheit, Weiblichkeit oder Männlichkeit mit natürlichen Pflegemitteln und einer disziplinierten, aber dennoch freudvollen Körperhygiene zu unterstreichen.

Um sich bei der Körperhygiene zu entspannen und wieder neue Energie zu tanken, nehmen Sie sich Zeit für sich selbst. Das Duschen, das Eincremen, das Haarewaschen oder Zähneputzen sollte in aller Ruhe geschehen. Lassen Sie eine Körperhygiene-Meditation aus jedem Ritual werden und spüren Sie mit allen Sinnen, wie gut es tut, Leib und Seele zu verwöhnen.

Wenn es Ihnen möglich ist, suchen Sie öfter eine Sauna auf, um dem Körper bei der Entgiftung zu helfen, um die persönliche Gesundheit zu fördern und sich im Winter gemütlich aufzuwärmen.

Gehen Sie sorgfältig und achtsam mit Ihrem Körper um.

Lach-Yoga

Ohne Humor wäre das Leben manchmal gar nicht zu ertragen. Aus diesem Grunde ist es sinnvoll, mindestens einmal täglich über sich selbst und über das Leben zu lachen. Das kann man sich angewöhnen! Es beginnt damit, dass Sie schon morgens auf dem Weg zur Arbeit oder während Ihrer gewohnten Tätigkeiten zuhause einfach einmal die Lippen nach oben ziehen und lächeln.

Schenken Sie der Welt Ihr Lächeln! Bezaubern Sie sich selbst und Ihre Mitmenschen mit Ihrer herzerfrischenden Offenheit und Ihrem Humor.

Sorgen Sie selbst dafür, dass Sie immer etwas zu Lachen haben: ein amüsantes Buch, eine Filmkomödie, erzählte oder gelesene Witze und Menschen um Sie herum, die Sie zum Lachen oder zumindest zum Lächeln bringen.

Miesepetrigen Pessimisten gehen Sie am besten aus dem Weg. Oder Sie versuchen, all die armen, kranken und geplagten Seelen mit Ihrem inneren Lächeln aufzuheitern, frei nach dem Motto: jeden Tag eine gute Tat.

Nehmen Sie das Leben nicht ganz so ernst und erinnern Sie sich: Überall auf dieser großen weiten Welt wird nur mit Wasser gekocht. Wir sitzen sozusagen alle im selben Boot, und für jeden, ohne Ausnahme, hält das Leben immer wieder seine Krisen, Krankheiten und Schwierigkeiten bereit.

Wenn Ihnen einmal so gar nicht zum Lachen zu Mute ist, weil es Ihnen schlecht geht, Sie Schmerzen haben oder erschöpft und deprimiert sind, dann hilft Ihnen die Yoga-Lach-Übung über das Schlimmste hinweg.

So wird's gemacht:

- Nehmen Sie einen tiefen Atemzug, und seufzen Sie während der gesamten Ausatmung tief. Sie atmen dabei auf ein lang gezogenes und sehr lautes „Haaaa" aus.
- Wiederholen Sie das Seufzen einige Male, bis die größte seelische Belastung heraus ist und Sie nicht mehr plagen kann.
- Dann folgt ein fröhliches „Ha". Dazu atmen Sie tief ein und ziehen Sie dann die Mundwinkel weit nach oben.

- Atmen Sie nun mit hoch gezogenen Mundwinkeln hintereinander auf „ha-ha-ha-ha" aus. Pressen Sie die Luft dabei ganz aus Ihren Lungen, so als ob Sie wirklich lachen wollten.
- Wiederholen Sie auch diesen Teil der Übung mehrmals.
- Wenn es Ihnen möglich ist, werden Sie bald in ein richtiges Lachen ausbrechen, einfach weil es komisch ist, mit weit hochgezogenen Mundwinkeln auf „Ha" auszuatmen.
- Probieren Sie anschließend noch einige Lach-Varianten aus, die Sie ganz bewusst ausführen, so als ob Sie schauspielern wollten. Versuchen Sie, dabei auch verschiedene Stimmlagen auszuprobieren und Grimassen zu ziehen.
- Sehr wirksam ist das schnelle „Hi-hi-hi" oder ein tiefes „ha-he-hi-ho-hu".

Wirkung des Lach-Yogas:
- seelische Befreiung und Verarbeitung des Alltags
- Förderung der Gesundheit (Lachen macht gesund!)
- Erheiterung und Erweckung der Lebensfreude

Ehrlichkeits-Yoga

Gehören Sie zu den Menschen, die immer alles unter Kontrolle haben wollen und bloß nicht ihre innersten Gefühle und Gedanken preisgeben möchten? Spielen Sie anderen und sich selbst vor, Sie wären immer gut gelaunt, kompetent und informiert, gesund und munter? Machen Sie sich nichts vor. Andere Menschen spüren sofort, wenn etwas nicht stimmig ist und Ihre Worte, Ihr Auftreten oder Ihre Stimme nicht zu Ihrer Stimmung und Ihrer Ausstrahlung passen. Deshalb rücken Sie lieber gleich mit der Sprache heraus, und zwar auf eine höfliche Art und Weise. Das befreit ungemein und macht Sie in den Augen der anderen Menschen zum Sympathieträger. Jetzt nämlich sind Sie ganz authentisch und stehen zu sich selbst. Sie sind sich also selbst treu und können auch so von Ihren Mitmenschen respektiert werden. Sagen Sie deshalb immer ehrlich, wenn es Ihnen nicht gut geht, wenn Sie schlechte Laune haben.

Yoga im Alltag bedeutet deshalb stets, in jeder Situation auf sein Inneres zu hören.

Yoga und Ernährung

Niemand wird Ihnen vorschreiben, ob Sie nun Vegetarier sein müssen oder sich weiterhin von Fleisch und Fisch ernähren sollen. Yoga ist kein dogmatischer Weg der völligen Askese. Aber Yoga zeigt Ihnen, wie Sie stets bewusst und achtsam mit sich selbst umgehen. Das Ritual der Ernährung fängt schon beim Einkaufen an. Nehmen Sie sich Zeit für den Lebensmitteleinkauf. Gehen Sie mit Bedacht durch die Gänge Ihres Supermarktes oder durch die Frischmarkthallen. Suchen Sie Ihre Lebensmittel mit Liebe aus und verarbeiten Sie sie zuhause ebenso in aller Ruhe, mit Liebe und Sinnenfreude. Sprechen Sie laut oder in Gedanken einen Dank aus, bevor Sie mit dem Essen beginnen. Dies kann der Namaste-Gruß, ein kleines Gebet oder ein stiller und schlichter Dank sein. Damit ehren Sie alle Menschen, Tiere und Pflanzen, die mit ihrem Leben und mit ihrem tatkräftigen Einsatz dafür gesorgt haben, dass Sie jetzt eine Mahlzeit genießen können.

Waschen Sie sich vor und nach dem Essen in aller Stille die Hände. In Gedanken lösen Sie sich von allem Belastenden, damit es Sie nicht beim Essen stört. Legen Sie also Ihre Sorgen an der Garderobe ab, um ungestört die Mahlzeiten einnehmen zu können.

Kauen Sie Ihr Menü in aller Ruhe und schlingen Sie es nicht herunter. Es wird Ihrem Verdauungssystem besser bekommen. Ebenso bekömmlich ist ein liebevolles Ambiente beim Essen, zum Beispiel schöne Tischwäsche, Kerzenschein und leise Musik im Hintergrund.

Wer über längere Zeit hinweg Yoga praktiziert, wird zusehends kritischer im Umgang mit der Ernährung werden. Es kann sein, dass Ihnen Ihre Genussmittel nicht mehr schmecken und Sie sie tatsächlich nur noch zum Genießen heranziehen und nicht als Suchtmittel. Eventuell werden Sie ganz auf Nikotin, Koffein und Alkohol verzichten wollen. Genauso kann es sein, dass Sie plötzlich einen ganz neuen Geschmack entdecken und sich jetzt überwiegend von ausgesuchten und natürlichen Produkten ernähren anstatt von Fertiggerichten oder Massenware.

Duft-Yoga für eine gute Stimmung

Sicherlich haben Sie schon bemerkt, dass in vielen Räumen „dicke Luft" herrscht, entweder weil dort soeben heftig gestritten oder diskutiert wurde oder weil die Räume auf die eine oder andere Weise einfach eine „schlechte Ausstrahlung" haben, sehr dunkel, düster, lärmbelastet oder muffig sind.

Mit einem Yoga-Duft-Ritual können Sie dafür sorgen, dass Sie sich in jedem Raum einigermaßen wohlfühlen können. Dazu stellen Sie sich einfach ein eigenes Raumspray her oder kaufen sich ein fertiges Spray mit reinen ätherischen Ölen.

Um ein eigenes Spray herzustellen, benötigen Sie einen Pumpzerstäuber, also ein Fläschchen mit einem Pumpaufsatz. Desinfizierte, gebrauchte Flaschen tun es auch. Dann besorgen Sie sich Alkohol in der Apotheke und entsprechende ätherische Öle. Ein kleiner Trichter hilft Ihnen, den Alkohol in Ihr Fläschchen zu füllen und mindestens 30 Tropfen Ihres Lieblingsduftes hinzuzufügen. Schütteln Sie die Essenz gut durch, schrauben Sie den Pumpzerstäuber auf, und dann kann es losgehen. Besprühen Sie alle Ecken des Raumes mit Ihrem Duftspray. Danach sprühen Sie ein wenig von der Essenz auf Ihre Handflächen und reiben die Hände aneinander. Fächeln Sie anschließend den Duft um sich herum in Ihr persönliches Energiefeld (in Ihre Aura) hinein.

Mit der Duftessenz können Sie auch jederzeit Ihre Aura reinigen, wenn Ihnen jemand zu nahe getreten ist, wenn es Ärger gab oder Sie sich einfach belastet und ausgelaugt fühlen von den Mühen des Alltags.

Guten-Abend-Yoga

Endlich Feierabend! Doch bei vielen Menschen fängt der Stress dann erst richtig an. Umso wichtiger ist es, die kostbaren Abendstunden ganz bewusst stressfrei zu halten und überwiegend mit Ruhe und Gemütlichkeit zu gestalten. Dann haben Sie nämlich immer noch genügend Kraft, um anstrengende Abendveranstaltungen oder Feste energiegeladen zu genießen. Achten Sie allerdings darauf, Ihre Abende überwiegend in Harmonie zu gestalten.

Chill-Out-Yoga

Wenn es Abend wird und Sie nach einem anstrengenden Tag nach Hause kommen, dann tut es gut, wenn Sie einige Male kräftig ausatmen, sobald Sie die Eingangstüre hinter sich geschlossen haben. Setzen Sie sich für einige Minuten in aller Stille in einen Sessel oder auf Ihr Lieblingssofa, schließen Sie die Augen und legen Sie beide Handflächen aneinander. Die zusammengelegten Handflächen legen Sie an Ihr Herz-Chakra. Richten Sie die Wirbelsäule auf und spüren Sie kurz in die Ruhe und Stille hinein. Jetzt ist der Zeitpunkt, um wieder ganz bei sich selbst anzukommen. Sollten Sie Familie haben, dann bitten Sie Ihre Familienmitglieder, Ihnen diese Minuten der Stille zu gewähren, bevor alle zu Ihnen stürzen und der „Freizeitstress" beginnt. Chill-Out-Yoga bedeutet, den Tag in Frieden und Wohlwollen ganz allmählich ausklingen zu lassen. Wer möchte, kann jetzt ein entspannendes Wannenbad nehmen. Und selbst wenn der Abend noch einige Aktivitäten bereithält, die anstrengend sein sollten, so sollten einige Minuten am Abend nur Ihnen alleine gehören, um sich zu besinnen und wieder Kraft zu tanken für alles, was noch vor Ihnen liegt. Harmonische Klänge können Sie beim Ausruhen und Erholen begleiten.

Zu Ihrem Chill-Out-Ritual sollte auch gehören, dass Sie sich direkt vor dem Schlafengehen nicht mehr streiten und keine aufpeitschenden Filme mehr sehen oder allzu aufregende Romane lesen. Dann nämlich werden Sie nicht einschlafen können, eventuell unter Albträumen leiden und auch mit dem Durchschlafen Schwierigkeiten haben. Es ist natürlich nicht immer möglich, alle abendlichen Aufregungen fern zu halten, aber wenigstens das Fernsehprogramm und das Lesen können Sie selbst beeinflussen. Dasselbe gilt für üppige Mahlzeiten. Diese sollten unbedingt entfallen. Abends ist eher leichte Kost zuträglich. Und direkt vor dem Schlafengehen sollten Sie gar nichts mehr essen oder trinken. Harmonie, Frieden und Ruhe sollten den gesamten Abend begleiten und Ihnen dann den Weg zum guten Schlaf ebnen.

Schlaf-Yoga

Yoga-Rituale zur guten Nacht sorgen dafür, dass Sie schnell einschlafen und gut durchschlafen können. Ganz besonders wichtig ist es, sich feste abendliche Rituale zu erschaffen. Ich persönlich liebe es zum Beispiel, jeden Abend direkt vor dem Schlafengehen noch ein wenig im Bett zu lesen. Auch im Urlaub oder wenn ich auswärts übernachte, weiche ich nicht von diesem Ritual ab. So fühle ich mich geborgen, wohl und sicher.

Nehmen Sie sich vor dem Schlafengehen ausreichend Zeit für Ihre abendliche Körperhygiene.

Nach dem Waschen und Abschminken kann es sein, dass Sie sich zunächst noch einmal wach fühlen. Deshalb ist es empfehlenswert, sich nicht direkt vor dem Schlafengehen zu waschen, sondern ein wenig früher. Dann hat der Körper noch genügend Zeit, um wieder müde zu werden.

Sollten Sie zu viele unerledigte Dinge im Kopf haben, zum Grübeln neigen oder vor schwerwiegenden Entscheidungen stehen, sollten Sie sich abends die Zeit nehmen, alles sorgfältig und so ausführlich wie Sie es wünschen zu notieren. Somit bringen Sie Ihre Gedanken auf einen Punkt und können sie schließlich loslassen. Sie sind ja nicht verloren, sondern ruhen auf einem Notizzettel. Schreiben Sie sich ebenso alles auf, was Sie am nächsten Tag erledigen wollen. Wenn Sie dies nämlich nicht tun, dann kann es sein, dass Sie nicht einschlafen können, weil Sie insgeheim Angst haben, etwas Wichtiges am nächsten Tag zu vergessen. Fertigen Sie sich also To-Do-Listen an, mit denen Sie am nächsten Morgen frisch in den Tag hinein starten können.

Wie auch immer Ihr tägliches Schlafvorbereitungs-Ritual aussehen möge, es sollte stets mit Gemütlichkeit einhergehen und Sie innerlich wie äußerlich zur Ruhe bringen.

Yoga-Herzensgruß zum Einschlafen

Nun liegen Sie im Bett. Das Licht ist gelöscht, Sie nehmen Ihre gewohnte Einschlafposition ein. Grüßen Sie mit einem Herzensritual noch einmal die ganze Welt. Schicken Sie in Gedanken noch einmal Licht und Liebe in die Welt hinaus. Bedanken Sie sich für einen guten Tag und wünschen Sie für sich und Ihre Mitmenschen eine gute, entspannte und friedliche Nacht. Ein Abendgebet kann den Namaste-Gruß begleiten. Wenn Sie einen Herzenswunsch hegen, dann schicken Sie ihn jetzt in die Weite des Universums hinaus. Fügen Sie dann noch hinzu: Mein Bestes geschehe zum Wohle aller!

Wer möchte, kann noch eine Hand auf den Bauch legen. Diese Bauch-Mudra hilft beim Einschlafen.

Yoga-Tagebuch

Wenn Sie über längere Zeit Yoga praktizieren und einige Rituale in den Alltag einfließen lassen, dann werden Sie merken, dass sich einiges in Ihrem Leben verändert. Sie werden die Welt irgendwann einmal mit anderen Augen wahrnehmen. Körperlich werden Sie gesünder und vitaler sein. Geistig-seelisch werden Sie ausgeglichener sein und Krisen sowie Niederlagen oder Krankheiten im Leben besser wegstecken. Aber auch sonst kann es sein, dass sich Ihr Alltag allmählich verändert. Das wird ganz individuell geschehen. Vielleicht träumen Sie intensiver, vielleicht nehmen Sie die ganze Welt viel offener und freudiger wahr, vielleicht stecken Sie sich neue Ziele oder haben plötzlich die Kraft, sich einen Herzenswunsch zu erfüllen.

All Ihre Fortschritte, Ihre Veränderungen und Entwicklungen können Sie deshalb in einem kleinen Büchlein festhalten. Ein Yoga-Tagebuch dokumentiert Ihren Lebensweg und lässt Sie sicherlich schmunzeln, wenn Sie später einmal darin lesen werden. Mithilfe eines Tagesbuches werden Sie feststellen, wie Ihr Leben stetig voranschreitet und wie dynamisch und spannend es ist, aktiv und mit Freude am Leben teilzunehmen.

Zum Weiterlesen

Gienger, Wilhelm, Dr. med. und Gienger, Zora, Beckenbodengymnastik, Urania 2006

Gienger, Wilhelm, Dr. med. und Gienger, Zora, Ganz entspannt schwanger mit Yoga, Meditationen und anderen Wohlfühlmethoden, Urania 2005

Gienger, Zora, Mama Yoga, Urania 2007

Gienger, Zora, Massagen zum Wohlfühlen, Urania 2005

Gienger, Zora, Meditation, der einfache Weg zur Entspannung, Hugendubel 2005

Gienger, Zora, Mudras. Fingeryoga für Gesundheit, Wohlbefinden und Gelassenheit, Weltbild 2006

Gienger, Zora, Reiki, Hugendubel 2007